The Institute of
Seizon and Life Sciences

ユマニチュードを語る

市民公開講座でたどる
〈それぞれのユマニチュード〉の歩み

生存科学叢書

イヴ・ジネスト Yves Gineste
ロゼット・マレスコッティ Rosette Marescotti
本田美和子 Miwako Honda
編著

日本評論社

まえがき

本書は、公益財団法人 生存科学研究所と国立病院機構 東京医療センターがこの数年にわたって共同で開催してきた、ユマニチュード関連の市民公開講座（シンポジウム）五年にわたる講演録（すでに同研究所の機関誌である『生存科学』に四年分の講演録が掲載されている）から、ユマニチュードを語るにふさわしい講演を適宜選択して加筆訂正ののち、収録したものである。

ユマニチュードとは、フランスのイヴ・ジネストさんとロゼット・マレスコッティさんによって、認知症の人のケアの実践から開発された「優しさを伝える」技術とそれに基づいた理念・思想である。まさにヒューマン・ケアそのものであるが、ジネストさんらによると、ケアの対象となる認知症の人に、「あなたは私にとっても大切な人ですよ」というメッセージを伝える技術であるという（イヴ・ジネスト、ロゼット・マレスコッティ、本田美和子著『ユマニチュード入門』二〇一四）。あるいは、「人間と人間の間の絆をつくり、相手も人間であり、私も人間であることを確認できることがユマニチュードである」といっていいであろう。そして、ユマニチュードの技術は、人間の成育史の中にあって第二の誕生といってもいい「目を見る」「体に触り、抱く」「話しかける」「立つ」という基本動作を根底にして開発され、この基本動作を活用することによって認知症の人が第三の誕生を迎えることを願うとする。

重度の認知症の人に対する従来のケアの現状からみて画期的な技術と理念であるユマニチュードという思想は、日本においてもすぐに導入され、認知症ケアの現場で瞬く間に広く知られるようになったが、その導入にあたって、中心的役割をとったのが本田美和子さんである。

生存科学研究所によって開催された市民公開講座の開催は、本田さんとのかかわりから生まれたが、その経緯には次のようなことがあった。

本田さんは、ユマニチュードの技術と理念を知り、その思想に感動し、早速にフランスに渡り、ジネストさんたちのもとでその実践を学んでこられた。そして、ユマニチュードを日本に導入するという活動を始められた。その矢先、私は、認知症医療にかかわっている若い仲間から、ユマニチュードのことを耳にした。そして、本田さんに直接お会いしてその技術と理念の本質を知ることとなり、ユマニチュードを日本での認知症の医療やケアに普及させたいという本田さんの活動にぜひ協力したいと考え、その活動支援の一つとして、生存科学研究所による市民公開講座の開催を支援することになったのである。

ユマニチュード関連の市民公開講座は、第一回より盛況で、回を重ねるにつれ、全国から多くの方が参加するようになった。その盛会の中に、ユマニチュードが広く受容されるようになったことを知り、私個人としては、この市民公開講座がユマニチュードの普及に何らかの貢献をしたとひそかに自負している。いや、私個人のことだけでなく、人間の生存の理法を科学的に研究することを目的としている生存科学研究所としても、超高齢社会にあって高齢者や認知症の人の生存の意味やあり方を問い、その一つの方途としてユマニチュードというヒューマン・ケアの技術・理念論を考えることは喫緊の課題でもあったのである。

なお、ユマニチュードの思想は、本来的には認知症の人にかかわるヒューマン・ケアの思想であるが、昨今では、教育や社会における人間関係の場でも、活用されるようになってきた。個々の人間と人間との絆の思想である所以でもある。

ケアや看護、あるいは医療の場だけでなく、多くの分野の人たちにも、ユマニチュードの思想を拡げていきたいという私たちの思いが伝わっていくことを心より願っている。

平成三〇年二月

公益財団法人 生存科学研究所 副理事長
東京大学名誉教授

松下 正明

目次

夢

一九六三年八月二八日、マーティン・ルーサー・キング・ジュニア牧師が彼の有名な演説「私には夢がある」を行いました。彼はこの中で人種差別のない平和な米国を望み、語りました。

人のもつ最大の特徴とは何でしょうか。それは、夢をみる、ということです。起きているときにみる夢もあります。夢は希望、それもとても大きな希望なのです。そして人はその夢に到達しようと試みます。

私が七歳の時、母が長い闘病生活を終えて病院から家に帰ってきました。そのとき、私は母に「人生で一番大切なものは何か」と尋ねました。母は「それは、愛よ」と答えてくれました。おそらくその時の感情の高まりによって、その言葉は私の脳に深く刻み込まれました。そして今日まで忘れることなく、その言葉はそのまま私の人生の夢となりました。

私は七歳だったその日から、他者への愛について考え続けています。私は体育学の教師になりました。しかし、その生活に少しもの足りなさを感じていました。この職業は私が本当になりたいものではなかったのです。私はケアをする人になることを望んでいました。私は職を辞し、それ以来ロゼット・マレスコッティとともに四〇年を過ごしました。そして生まれたのが、ユマニチュードです。

ユマニチュードは人と人との間にポジティブな関係を結ぶ哲学です。ユマニチュードの技術の多くは、関係を結びたい相手に、例えば認知症をもつ人、さまざまな困難に直面している人、自閉症の若者など、どんな人であっても、「あなたは大切な人です」「あなたは人間です」「私とあなたは同等の立場にあり、私はあなたの友人です」と伝えようと試みる、コミュニケーションのための技術です。

しかし、ケアを行う中でこれらを表現することはたやすくはありません。ロゼット・マレスコッティとともに優しさと友愛について語り始めたとき、ケアの専門職から多くの非難を浴びました。なぜなら、当時ケアを職業とする人は、感情は専門職の仕事には危険で不要なものであり、相手との感情的な距離を取るべきであると考えていたからです。

しかしながら、長年にわたって得られた病める人々とその家族やケアの専門職の多くの証言、さらに科学的な実証研究結果によって、私たちの考えが間違っていなかったことが明らかになってきました。

日本でユマニチュードを始めたとき、私は大変驚きました。愛と優しさを表現するユマニチュードの基本が、とてもうまく、おそらく他のどの国よりもうまく、ケアをする方々に身につけられ、ケアを受ける方々との良好な関係が構築されていったからです。さらに驚いたことは、それがケアの専門職にとどまらない、幅広い専門家の方々から寄せられた深い関心でした。

内科医、神経学の専門家、情報学の専門家、介護士、看護師、外科医、理学・作業療法士、心理学者、歯科医、薬剤師、哲学者、工学技術者、その他たくさんの専門家と私たちは出会いました。ご自分のユマニチュードの経験をお話しになるその目には、時に涙が浮かんでいることもありました。

ゆっくりと、実にゆっくりと、私は自分の夢が日本の方々の助けを借りて実現に向かっていることを目の当たりにしました。なぜなら、深い感情に満ち溢れた、愛と尊厳を価値あるものと尊重する人々との出会いがあったからです。現在、日本は真の平和国家です。しかし、人と人とが出会うことがこの国では容易でないときもあります。若者は恥ずかしがり屋で互いに触れあったり、互いの瞳を覗き込むように見つめ合うこと、つまりとても親密な空間に入り込むことに躊躇しているように思えます。

ユマニチュードは優しさを伝えるための技術です。この技術は誰もが学べます。そして、私が夢見ていることを、私が出会った日本の方々も同じように夢見ていることを知りました。ユマニチュードがケアの域を超えた普遍的な哲学であることが、世界で初めて、日本の人々によって発見されました。

いい換えると、人々が平和の中で暮らし、出会い、愛を受け取ることのできる社会をもたらすのがユマニチュードだと感じている方々が日本にはいらっしゃいます。そして、彼らはユマニチュードを「ユマニチュー道《どう》」と呼び始めました。剣道、柔道、合気道のような武道の精神に通じているというのです。日本の方々は人々が共に暮らすための平和と愛と自由の精神がユマニチュードの中に存在する、と理解してくださったのです。

キング牧師は「私には夢がある」の演説の中で、自由と平等、友愛が実現する世界を「夢」と語りました。しかし、私はそれはもはや夢ではなく、日本の方々が優しさを伝えるケアの先達としてそれを実現することを確信しています。日本のいくつもの大学や研究機関がユマニチュードに関する科学的な分析と実証研究を行なっています。日本は世界で初めて医学部の正規のカリキュラムの中でユマニチュードを教えている国です。日本の多くの団体や企業がユマニチュードの哲学に共鳴し、協働プロジェクトを進めています。

この本は日本においてユマニチュードを経験した方々の記録です。彼らは日本におけるユマニチュードの開拓者です。彼らの言葉は私への貴重な贈り物であり、そしておそらく、世界の人々への贈り物となるでしょう。

イヴ・ジネスト

はじめに

本書は、公益財団法人 生存科学研究所と国立病院機構 東京医療センターが二〇一三年度から毎年共同で開催している市民公開講座をもとにつくられました。この市民講座の一貫したテーマは、「ユマニチュード」です。

二人のフランス人、ロゼット・マレスコッティ先生とイヴ・ジネスト先生が、四〇年あまりの経験の中から考案した「ユマニチュード」は、「ケアする人とは何か」「人とは何か」を思索する哲学と、その哲学を実践するための具体的な技術から成り立つケア技法です。

日本では二〇一二年から導入が始まりました。そして、自分たちの仕事にはこの技法が必要であると考え取り組んできた現場の看護師・介護士、また、この技法の科学性に興味をもち、情報学的な観点から分析と共同研究を始めた情報学や心理学の研究者、さらに多くの学習者に質の高い双方向教育を行うための技術を開発している専門家などとともに、さまざまな取り組みが始まっています。

市民公開講座では、毎回テーマを掲げ、ジネスト先生・マレスコッティ先生の基調講演に続いて、現場の実践者や専門家をお招きしてご自分のフィールドの観点から、経験と提案を話していただいています。この生存科学叢書には、第一回から第五回までの公開講座・シンポジウムの内容を収載しました。いずれもケアの現場における問題とその解決に関するさまざまな取り組みや研究について語られています。

本書ではユマニチュードの哲学やケアの具体的な技術についてではなく、実際にそれを学んだ方々が現場で何を感じたか、何が役に立ったか、そして今後何が必要であると考えているか、をお伝えできる機会となるよう制作いたしました。この本がこれからユマニチュードに取り組んでみたい、とお考えのみなさまに「先輩の経験」としてお役立ていただくことができればうれしく思います。

本田　美和子

第I部

絆を結び、優しさが伝わる喜び

もちろん誰もが「その人のために」と思い、ケアを行なっています。しかし、それが結果的に相手にとって害になってしまっていることがあるのです。無自覚のうちに相手の能力を奪い、相手の人間性を否定することになってしまっている可能性があります。私たちは「ケアをする人」です。ケアをする人とは相手の能力を奪わない人のことです。

――イヴ・ジネスト（二〇一四年二月二二日　第一回市民公開講座「優しさを届けるケア技術・ユマニチュードを語る」基調講演）

第一回目の市民公開講座は、ユマニチュードを初めて学んだ看護師さんにご自分の経験について語っていただきました。ユマニチュードの現場への教育は二〇一二年の夏から始まりました。そのトレーニングでジネスト先生、マレスコッティ先生から直接指導を受けた看護師さんの中から、国立病院機構　東京医療センターの盛　真知子さん、森谷香子さん、国立研究開発法人　国立国際医療研究センター病院の金沢小百合さん、丸藤由紀さん、東京都健康長寿医療センター研究所の伊東美緒さんにご参加いただき、「私たちが体験したユマニチュード」をテーマに、日本で初めてユマニチュードを学び、実践した経験とその感想をうかがいました。

また、回想法の第一人者でいらっしゃる上智大学名誉教授の黒川由紀子先生は、ジネスト先生が日本の看護師さんに初めてユマニチュードの指導をする場に立ち会い、通訳も引き受けてくださいました。今回はシンポジストとしてこれからの活動に関するご助言をいただきました。

ユマニチュードに興味を寄せてくださる方々に、初めてユマニチュードを学んだ時に感じたこと、実践した時に遭遇した驚きなど、現場の看護師さんの具体的な経験が参考になればうれしく思います。

（本田美和子）

第一回市民公開講座「優しさを届けるケア技術・ユマニチュードを語る」
テーマ：私たちが体験したユマニチュード
会期・会場：二〇一四年二月二二日　上智大学　一〇号館　講堂

私たちが体験したユマニチュード

盛 真知子／森谷香子／金沢小百合／丸藤由紀／黒川由紀子／伊東美緒／本田美和子／イヴ・ジネスト

「伝える」ための技術がある

伊東（司会） 本日壇上でお話しくださる看護師の方々に、ご自分の病棟にユマニチュードという認知症ケアメソッドを取り入れてみてどうだったか、ご自分たちがどんなことを感じているかについて、お話しいただきたいと思います。

盛 私は国立病院機構 東京医療センターの地域連携室で退院調整の仕事をしております。私は二年前に初めてユマニチュードを知りました。「見る」「話す」「触れる」というのは看護の基本です。ユマニチュードではこの基本がいったいどのように違うのかを知りたいという思いで学んできました。

退院調整といいますと、相談業務ですので、患者さんの身体に触れることは少ないのですけれども、お話をしていく際に、ユマニチュードの「見る」「話す」テクニックを意識して大切にするようにしています。すると、それまで悲観的な思考にとらわれて多くを語らなかった方が、その方自身の思いを前向きな思考で話してくださることがあり、そんなときに、ユマニチュードは身体ケアだけでなく、あらゆる看護の場面に実践していけるものだと実感します。

森谷 私も同じく国立病院機構 東京医療センターで、精神科病棟で看護師をしております（二〇一八年現在、外来看護師）。私が勤めている病棟では、認知機能が低下している患者さんや、他者とのコミュニケーションが取りにくい状況にある患者さん、生きる望みをなくされているような患者さんなど、とても深刻な状況に陥っている方もいらっしゃいます。そうした方たちへユマニチュードのケアを導入すると、よく次のようなことが起こります。例えば、退室の際に握手をして別れると、「優しくしてくれて、ありがとう」と言ってくださったり、（ジネスト先生のVTRにあったように）顔を触ってこられたり、腕を触ってこられたり、あるいは、「握手しよう」と患者さんのほうから言ってくださったり。そういう、患者さんの温かな反応に触れることが多くなりました。

私たちは、「患者さまの権利や人権を尊重しましょう」と学び、ケアを行う際にはそれが伝わるよう努力して実践してきたつもりでしたが、果たしてそれが、そういう深刻な状況にいる、ケアが困難な人に対してうまく伝わっていたのかどうかということを、ユマニチュードを学ぶなかで、振り返る機会がとても多くなりました。

正面から見つめて、アイコンタクトをとって、穏やかに語りかけるという行為は、身体言語と呼んでいいものだと思います。その身体言語を使って、患者さんに触れるときも動かすときも、どんな状況にあっても、その身体はその方のものであるという点に、私たちはもう一度立ち返って、ケアをしていかなくてはいけないということをとても強く感じます。ユマニチュードでケアをすると、「自分の身体は自分のものだ」と患者さんは感じることができるのです。

伊東　今のお話のなかには、ユマニチュードのポイントがいくつか含まれていました。一つは「伝わっていたのかどうか」。私たち看護師は、当然伝わっていると思い込んでいるところがあると思うんです。「身体を拭きますよ～」と声をかけるだけで、伝わっているか確認しないまま行為を始めていないでしょうか。では、どうすれば伝わるのだろうかと考え、多くの経験から生まれた技術が、ジネスト先生の講演で解説された「見つめること」「話しかけること」「触れること」なんです。

もう一つのポイントは、「握手をして別れる」ということ。私たちはこれまで、ケアが終わったら、「はい、終わりました」と言って、その場を去ってしまっていました。「忙しい、忙しい」

という雰囲気を醸し出しながら。けれども、「また来ますね」と言って握手をするという、ほんの数秒で済むかかわりによって、次回来たときに好意的に受けとめてもらえる可能性が高まるということをよく経験します。

森谷さん、患者さんのご家族はどういう反応ですか？

森谷　ご家族も、ユマニチュードによるケアを提供するなかで、患者さんが穏やかになったり、普段は目も合わせない、言葉も交わさない、という人が、少し目を合わせてくれたり、少し言葉が交わせるようになる、そういう些細なことがとても大きな喜びとなり、穏やかな気持ちになれるとおっしゃいます。ケアしている私たちも、そういうものを患者さんからいただけるということは、とてもありがたくて、この仕事をしていてよかったなと思える、非常にうれしい瞬間です。

ノックから絆づくりが始まる

金沢　国立研究開発法人 国立国際医療研究センター病院で副看護師長をしております。私の勤務する病棟は、全床個室です。訪問の際は必ずノックをしてから入室します。

ユマニチュードでは、ノックをしてから、患者さんの反応があったことを確認して、そこから、関係、絆づくりが始まると学びました。ユマニチュードの研修を受けてからは、ノックをして、もし反応がない場合には、もう一度ノックをします。そうして待っていると、「はい」と返事があったり、言葉を発するのが難しい方も、ドア側を向いて反応してくださっていることがあり、そのことにまず驚きました。

そして今までは、自分の行おうとするケア、例えば身体をきれいにするとか、検温をするという目的のための訪室になっていたのかもしれないと振り返りました。ユマニチュードでは、ノックをした後は患者さんのところへ行き、必ずまず絆を深めるための会話をします。そうすると、患者さんがお話をしてくださったり、それまで抵抗があった方も、受け入れてくださったりします。コミュニケーションが難しい方でも、緊張がほぐれていきます。そうすると、お話をしながらスムーズに看護を進めることができます。私は、看護師として患者さんの身体をきれいにしながら、患者さんの心地良さを自分の手で感じることができたり、耳で感じることができたりして、看護することが楽しいなという感覚が自分のなかに戻ってきて、やりがいが高まっていることを実感しています。

家族の方たちも、「ここの看護師さんは、検温するだけじゃなくて、まずお話をしてくれますよね」と言ってくださいます。

伊東　金沢さんのお話のなかにもいくつかポイントがありました。「ノックをしてから入る」

と言われましたが、ノックは、「三回ノックして三秒待つ」、再び「三回ノックして三秒待つ」、それでも反応がなければ「一回ノック」して「失礼します」と言って入る、というステップです。日本にはノックの風習が定着しているとは言い難いところもあり、何もそこまで、と思われる方もたぶんいらっしゃると思うのですが。このノックにはさまざまな意味があると考えています。一つには、ノックの過程でおそらく、覚醒水準を徐々に高めているのだと思います。熟睡しているところへ人がボンと入って来て、「〇〇さん！」と大きな声で話しかけられたらびっくりしますが、覚醒水準が高まってから「〇〇さん」とそばで話しかけられれば、「あぁ、なんですか？」と、ちょっと落ち着いた反応が返しやすいのではないかと思います。

もう一つは、「目的のためにかかわるのではない」と言ってくださいました。これもとても大切なポイントで、自分自身も過去にはやってしまっていたなと反省するところです。訪室していきなり「身体を拭きに来ました」と声をかけてしまうと、「身体を拭く」という仕事をすることが目的になってしまうんですね。ジネスト先生は、「まず初めに仕事の話はするな」とおっしゃいます。自分ではしていないつもりだったのですが、いざ実践に戻ると「身体を拭きに来ました」と言ってしまっています。看護には、無意識のうちにやっていることがたくさんありますね。

ではどうすべきかというと、「話をしに来ました。そのついでに、よろしければ身体を拭いてもかまいませんか？」というような形でかかわるとよいのではないかと思います。そうすると強制的な雰囲気が一気に減りますね。そのことによって生じる患者さんの反応の違いには驚かされます。

丸藤　同じく国立研究開発法人 国立国際医療研究センター病院で、個室病棟の副看護師長をしております。私は学びが大きかった患者さんとのかかわりをお話ししたいと思います。

その患者さんは、拘縮があり、お話もできず、認知症という診断ではなかったのですが、コミュニケーションをとるのが困難な方でした。声かけをして、これから何をするのか説明をしてからケアをしていたつもりでしたが、実際に身体に触れると緊張していて、ケアへの同意や協力を得るのは困難な状況にありました。

ユマニチュードの研修を受けてから、まず「視線をとらえる」ということに努めました。患者さんの向いているほうへ私たちが回り込んで、視線を合わせます。清拭ケアをするときにも、目を合わせてから「手を上げてください」とお願いしてみたところ、少しずつですが、動かしてくださるという反応があったのです。この経験には病棟のスタッフも驚いていました。そこから私たちの病棟では、他の患者さんに対しても、まずは視線をとらえるところから実践しよう、ということになりました。

伊東　「視線」の話が出ました。私たち専門職は、「見ながら話しかけましょう」と習ってきたはずです。ただ、認知機能のレベルに合わせて見方を変える、距離を縮めるといった、そこまでの部分は習ってこなかったんじゃないかなと思うんですね。もし患者さんが壁側を向いてしまっていたら、無理だと思って視線がないほうから声をかけてしまっていると思います。しかしジネスト先生は、必ずそこに隙間をつくって、患者さんが向いているところから近づきなさいと言われます。顔が向いているところへ私たちの顔をもっていき、そこから「私の目を見てください」とお願いするのです。

日本人は、もともと文化的にあまり目を合わせようとしないので、私も最初は患者さんに「私の目を見てください」と頼むことに違和感があったのですが、今までまったく視線が合わなかった人と視線が合ったときの感動はとても大きいものがあります。今、ケアにあたっている方々、またご家庭で介護にあたってらっしゃる方々は、ぜひ視線を合わせにいって、「私の目を見てください」とお願いしてみてください。衝撃的な変化が現れることがあります。

本田　私は内科医として日々、外来や、入院中の患者さんとのコミュニケーションでユマニチュードを意識してかかわろうとしています。これまでは患者さんを見るときには視診として医学的情報を得るための手段としての側面が大きかったように思います。それだけでは十分でないことをユマニチュードを通じて学びました。正面から、近く長く見るということ。それから、目が合ったなと思ったら二秒以内に話しかけること。そして、話しかけながら触れること。そういう具体的な方法は、たとえそこが外来という場所でも実践できます。

医師は相手に触れることを職業とする一方で、相手から触れられることはほぼなく、相手が手を伸ばすと身構えてしまうことすらあります。しかし私はこの技法を学んでから患者さんに触れられることが怖くなくなりました。さらに私のほうから触れにいこうとしなくても、私が手をこういうふうに（受けるように差し）出すと、相手の方が手を載せてくださいます。人と人とのコミュニケーションは双方向性であることを改めて深く感じることになりました。双方向のコミュニケーションを成り立たせるための要素としての「見る」「話す」「触れる」の重要性を痛感します。

伊東　ユマニチュードの優れた点は、具体的な方法をもっているというところなんですね。本田先生のお話のなかに「目が合ったら二秒以内に話しかける」というポイントがありました。そんなことはあたりまえだと思われるかもしれないのですが、目が合わないと思っていた方と目が合うと、びっくりしてこちらも一瞬固まってしまうんですね。患者さんのほうから見たら、認知したときに、目の前の人が何も言わずにじっとこちらを見ていたら、怖いですよね。攻撃しに来たのかと勘違いされてしまいます。二秒以内に話しかけなければいけないというのはそういう意味なのです。そういった一つひとつのテクニックが、細かく連動しつつ構築されているところが、ユマニチュードの優れた点だと思います。

視線を合わせなければ存在していないことになる

ジネスト　目を見るということについてですが、実は自然にはできないことなんです。どういうことかというと、普通の人は、都合の悪いもの、例えば怖い人のことは見ません。「いや、私は見ている」と思っているかもしれませんが、それは漠然と視界に入っているだけです。目と目を合わせてはいません。これは世界中の人に共通する無意識のレベルでの反応です。だから私たちは困難な状況にある方々に対して後天的に見ることを学ぶ必要があるのです。対応が困難な患者さんである場合、私たちはまったくまなざしを向けていません。ケアのときも二〇秒ぐらいしか話しかけていません。それは看護師さんたちが悪い人だからではありません。看護師さんたちはとっても優しい、いい人たちなんです。これは人の自然な反応なのです。

別の例を申し上げましょう。認知症の患者さんに近づく技術の例です。

（ここで舞台上で、認知症の人への近づき方を実演。ジネスト氏は、患者さんに見立てて座った人物に、五mほど離れた正面から、ゆっくりと近づく）

私はこのような形で近づきます。患者さんに横から急に話しかけたりすると、激しい抵抗にあうかもしれません。患者さんの脳に認識されるためには、今私がアプローチにかけたような時間が必要なんです。私が存在するということを知覚してもらうためです。

次にこの映像をご覧ください。このフランス人女性は、私が隣で話しかけても、動作をしても、見えていませんし、聞こえていません。彼女は視覚にも聴覚にも問題はないのですが、認知機能が低下しているために私の存在を認知できていないのです。私は隣でしゃべっていますけれども、まったく関心を示しません。まるで私が存在しないかのようです。まなざしをとらえていなければ、私は存在しません。（ここで映像内の女性がやっとジネスト氏の存在に気づく）はい、ここで目と目が合ったので、私は彼女の世界のなかに存在していることになりました。このように、いつも瞳と瞳を合わせなければ互いの存在は認識されません。

最後にこの映像をご覧いただきます。この患者さんは、食事を拒否して完全に栄養失調状態に陥ってしまっています。今この映像で、女性の視線はカメラマンのほうに行っていますね。ですから私は、まだ食事を差し上げていません。目が合わないので、私のほうから合わせにいきます。……はい、合いました。それから、こうして、口に食事を運びます。

伊東　動画はやはり、みなさんに訴えるものがすごく大きいですね。認識できる範囲があんなに狭いということ。それから視野のなかに入っていなければ、隣でしゃべっていても認知されていないことや、近時記憶の障害が進んでいたら、ついさっきのことであっても忘れてしまうこと。だから毎回、視線をとらえていかなければいけないとジネスト先生はおっしゃいます。

とくに食事については、ジネスト先生は、認知症の方々は拒否しているのではなく、認知できれば本当は食べたいんだということをよくおっしゃるんです。だから、認知症の方に認知してもらえるように、私たちが見えるところに行って、見えるところから優しく話しかける、というようなことをまず初めにトライしていただければ、食事の拒否なども減るのではないかと思います。

相手の気持ちにポジティブな感情を残す

伊東　それでは盛さんに話を戻したいと思います。盛さんの退院支援では、病棟の看護師さんのような継続的なかかわりとは違って、単発的にかかわることが多いと思うのですが、そういうなかでも、ユマニチュードを使うとかかわりが変わるということはありますか。

盛　患者さんが私を覚えていてくださることが増えました。「感情の固定」というテクニックがあるのですが、心地良かったポジティブな感情が記憶に残って、受け入れてくださったんだなと思うときがあります。「名前はわからないけど、いい感情を私に残してくれる人」という形で覚えていてくださいます。

「日本人は感情を表に出さない」とよくいわれますけれども、高齢者の方は大変ストレートに優しさや幸せな感情を表現なさるな、ということを実感しています。

伊東　今、「感情の固定」という言葉を使われたんですが、少し説明しておきます。例えば身体を拭くといったケアそのものが終わりますよね。そうしたら必ず「私たちは一緒にかかわれて、すごく楽しかったです」というように、「共にいい時間を過ごしましたね」というポジティブな感情を伝えていくのです。そうすると、相手の気持ちのなかにもポジティブな感情が残っていき、次回会ったときにも覚えていてくれて、「いい人が来た」という良い印象からスタートできるのです。

ユマニチュードの技術は、認知症ではない人へも重要

伊東　森谷さん、精神科病棟では、認知症だけでなく、いろいろな疾患をかかえた若い患者さんがいらっしゃると思うのですが、そういう方にもユマニチュードは有効ですか?

森谷　精神科病棟には、周囲の説得で入院してきた方、なかなか治療的な環境になじめない方、心理的に抵抗をもっている方もいますが、そういった方々と関係をつくるときに、このユマニチュードを意識してかかわるようにしています。例えば、相手が「自分はここにいたくないんだ」といったネガティブなお話を長くされるときがあります。そうしたときには「あぁ、そうな

んですね」と話をうかがいますが、私の心のなかでは、ユマニチュードで学んだ「どうすれば相手にポジティブな感情を残せるか」ということも考えています。そこで最後のステップで、「でも私は今、こうやってあなたにお会いして、あなたが私に話をしてくれたことは、とてもうれしかったです」と伝え、「ぜひまた、お話を聞かせてくださいね」と言って握手を求めます。すると心を閉ざしていた方でも、手を出して、握手をしてくださる場合があります。そういう関係づくりから始まると、後になっても患者さんは非常によく覚えていて、「自分はこういう状況になってから、人の手に触れることもなかったし、こうやって見てもらうこともなかったんだ」「いつも喧嘩ばかりで母親ともうまくいかないし、とてもつらかったんだけど、あのときのことが心にすごく残っていて、とても励みになった」とおっしゃってくださる方がけっこういます。

心を動かすというのはとても難しいことだなと常々思ってはいるのですが、「伝える技術」は確かにあるのではないかと思っております。

伊東　なるほど。では逆の聞き方をしますが、ユマニチュードのケアでうまくいかないケースもありますか？

森谷　例えば、認知症の方でも、かなりプライドが高い男性で、奥さんとの関係でも女は仕えるものだという考えで長年暮らしてきた方などは、女性がケアに入ることに対して〝ケアをしてもらわなきゃいけない自分〟というのをなかなか認められなくて、「いいから」「やめてくれ」のように拒否が入る場合はあります。そういう場合は、長期的に根気よく、その人のツボを見つけるようにします。得意なことや、その人に教えてもらえるようなこと、政治でもいいですし、好きなスポーツでもいいですが、私たちが教えてもらう立場になってかかわってみるなど、いろいろ試みるようにしています。

伊東　今のお話はたぶん、みなさんが困っている患者さんと重なるところがあるんじゃないかなと思います。こちらでかかわろうとしても、拒否された時にどうしていいかわからない、という場面はたくさんありますよね。今、「長期的に」とおっしゃっていましたね。ユマニチュードでよくジネスト先生がおっしゃるのは、「ご本人が嫌がった時は、絶対にそこは退く」ということです。「あぁ、そうですか。じゃ、また今度うかがいますね」と退きます。

けれども今のケアの現場では、私たちが今身体を拭くと決めたら、拭いてしまうんですよね。後に回すと業務の流れに不都合が生じてしまうと考えて。そのように私たちの都合を優先してしまっている現状のなかでは、ご本人が嫌がっているのに、つい、ちょっと強めにかかわってしまって、いよいよ拒否を強めてしまうという悪循環に入っている面があるのではないでしょうか。

さらに森谷さんがおっしゃったのは、私たちは良い関係をつくるために、「私たちがやってあげる」ではなくて、例えば患者さんが教えるほうが心地良いのであれば、「教えていただく」ようにするというお話でした。これも、その人のなかに私たちのことが良い印象として伝わっていくように取り組み続ける方法なんですね。

一人が気持ちをとらえ続け、一人が黒衣に徹する方法

伊東　金沢さんは、ユマニチュードを学んで、新たな発見と感じたことはありますか？

金沢　ユマニチュードのテクニックのなかで、一人が患者さんの視線をとらえて語りかけ続け、もう一人がケアをするという技法があるのですが、語り続ける人がいるだけで、患者さんの反応がまったく違って落ち着いていられるということを実感しています。それから私は「ケアを二人で行う」ことを重要視するようになりました。

伊東　今、金沢さんが言ってくださったのは、ユマニチュードで「黒衣《くろこ》とマスター」と呼んでいる技法です。ジネスト先生が紹介したビデオのなかで、褥瘡《じょくそう》がある患者さんの身体を拭くときに、身体を拭く看護師とは別に、患者さんの顔のところに看護師が一人ついていましたね。今までのやり方では、清拭の場面では、二人の看護師が両側から、「はい、こっちの手～、今度はこっちの手～」のようにしてゴシゴシ洗っていく感じだったんですね。ご本人からすれば、両側から情報が入り、両手が動かされていくので、またさらに混乱するということがあったんだと思うんです。けれども「黒衣とマスター」に分かれる方法では、一人は、ずーっとご本人と目を合

わせて、話しかけ続けます。「今から私の友だちが、お背中を拭きますよ」とか「右足あげてください」とか「左足あげてください」とか、一人だけがしゃべり続けて、もう一人は、ゆーっくりした動作で清拭に徹するという方法なんです。これまでも二人でかかわってきたのですから、一人はご本人の気持ちをつかまえておいて、もう一人が、ゆっくりなめらかになでるような感じで身体を拭いて差し上げると、ずいぶん違うんですね。それもテクニックの一つなんです。

認知できれば本当は食べたいのだ

丸藤　先ほどのジネスト先生のビデオで、食事の場面が出ていましたが、私も同じようなことを経験しています。私の立つ位置によって、食事が進むかどうかがとても変化します。介助するときは真正面に座って、私と食事が相手の視野に入るようにしながら、「これが何の料理であるか」とか「とても美味しそうだ」というポジティブな言葉をかけながら介助することで、食事量が増えることを経験しています。ぜひ、みなさんも試してみてください。

伊東　拒否されると「食べたくないのだ」とついつい思ってしまうんですが、ジネスト先生のビデオのなかで、みなさんお気づきだったでしょうか。スプーンの位置が顔より低くて患者さんの視野に入っていなかったときは、食事を認識できていなかったので、口を開けてくださいませんでした。

ですから私たちが食事の介助をするときも、例えばお茶碗が患者さんの視野の下方にあって、そこからスプーンを持っていくようなことをしてはうまくいかないわけです。見えていないから口も開けられないのに、「○○さん、口開けて」と耳元で大声で言われ、ご本人は怒られているような気分になるという事態になっているんです。

ですから、真正面に座り、食事がちゃんとご本人の視野に入るようにして、「美味しそうな△△ですね」と言って介助してみてください。余談ですが、すでに原形をとどめない形のペースト食などをよく「これ何だろうねー」と言いながらスプーンを口に持っていっている介助者がいますが、それはダメですね（笑）。

いろんな部分でポジティブな言葉、ポジティブな感覚を伝えながらケアすると、ずいぶん認知症の方の反応は変わってきますので、みなさんも、ちょっと気づいたワンポイントをトライしてみていただけるといいかな、と思います。

日本でのユマニチュードのこれから

黒川　臨床心理士としての私からコメントさせていただくとすれば、おそらく日本の看護師さんたちは、やる気が高く、目の前の混乱している患者さんに対して何かしたい、何かいいことをしたい、という思いがとても強いのだと思います。ただ、どの職種でもそうですが、認知症について専門的に学ぶ機会が限られていて、それを具体的にどのように表すかという方法がこれまではわからなかった。寄り添うとか、尊厳を大事に、と言われても、それが手段とつながっていなかった。今後、ユマニチュードの哲学をベースに、一五〇といわれる具体的な技法が入れば、医療界に大変な力になると思います。

伊東　ありがとうございます。それでは最後に、ジネスト先生と本田先生から、日本でユマニチュードがこれからどのように導入される予定か、その展望を聞かせていただけますか。

本田　ユマニチュードを使った基本のケアを日本の方々に届けるためには、今後、継続的な研修体制を整えることが必要だと考えています。本日のジネスト先生の講演や、紹介した映像などは、みなさんに「ユマニチュードとはこういうものだ」ということを知っていただくためにはとてもよかったと思うのですが、ご覧いただいた方々が、明日から同じように実践できるわけではありません。「人とは何か」、「ケアとは何か」、「ケアする人とは何か」といった基本的な哲学をもち、その上で具体的なテクニックを学ぶという順番が必要だと思います。動作だけを学んでも、絶対にうまくいかないということを私たちは経験してきました。この動きはなぜ必要か、ということに常に立ち返る、その大きな源を理解することが必要です。それがケアの哲学です。マニュアルには書いていないことがケアの現場では必ず起こります。源に立ち返ると、これは、つまり「ケアする人とは何か」「人とは何か」というユマニチュードの基本の問いに答える、ということですが、その困った事態に、どのように自分が対処すればいいかという解決法を生むことができます。ですからユマニチュードの個々の技術だけではなく、ケアの哲学が理解できるようにする。そのための研修を行っていけたらと考えています。

具体的な内容や日時については、現在計画中ですが、二〇一四年の夏以降を目途に東京医療センターで開始できたらと考えています。その際は、研修を受ける方のバックグラウンドや必要性に応じて、短期間の研修や、施設内でリーダーとなる方のための少し長期間の養成研修など、いくつかの種類を設けたいとも考えております（二〇一八年現在、開始している。詳細はURL：http://humanitude.care）。

ジネスト　長い仕事になります。ユマニチュードをみなさんにお伝えするためのインストラクターを養成するには時間がかかります。フランスでは一〇年かかりました。

ユマニチュードはテクニックを学ぶだけでは足りません。技術の前に、この哲学の本質を理解していただくことが重要です。ベッドでの清拭を例にとりますと、実はフランスでユマニチュードの認証施設では、ベッドで寝た状態での清拭はもう行っていないのです。人間の尊厳と整合性がない。少なくとも私たちはそう考えているからです。ユマニチュードの認証を受けている施設では、拘束もしていません。鼻から栄養チューブも入れていません。そして最期まで立つことができるよう努力しています。

日本の看護師の方々は、世界一優しい。これほど優しい看護師のいる国は他にありません。患者さんにもよく注意を払います。でも、いろいろな病棟に行きますと、「困っている」というスタッフが多いのです。それは、やはり哲学の問題だと思います。

いろいろなことに変化をもたらすには時間がかかります。ケアに革命をもたらす。それをみなさんがなさることを、私は心から望んでおります。

第II部

共通言語としての「見る」「話す」「触れる」技術

ロゼットがある日、ケアが終わった後で「イヴ、あなたは今一言もこの女性に話しかけなかった」と言いました。信じがたいことでした。私は一生懸命にケアを行い、ベッドサイドの看護師に指導をしていました。でも、そのときケアを受けている女性に対して、私は話しかけていなかった。私は愕然とし、ケアの客観的な評価を行う重要性を痛感しました。そして研究を始めました。結果は大変興味深いものでした。看護師が認知症患者に直接話しかけていた時間は、二四時間のうち平均一二〇秒しかありませんでした。

——イヴ・ジネスト（二〇一七年一月一一日　東京大学大学院情報理工学系研究科　知能機械情報学特別講義）

第二回の市民公開講座は、テーマを「日本の看護師・介護士が語る現場からの報告」としました。ユマニチュードはケアを行う専門職を対象に研修を行い、実践を重ねる中で多くの方々が「自分だけが技術をもっていても、十分ではない」ことに気づくようになります。ケアは一つの空間で継続的に行われるもので、ユマニチュードを実践するためには職場全体で取り組まなければ難しいことがわかってきました。さらにユマニチュードの哲学「ケアする人とは何か」を考えるとき、単に職員が研修を受けるだけではなく施設や病院のシステムも変革が必要になることも実感するようになりました。一般社団法人　郡山医師会　郡山市医療介護病院は、日本で初めてユマニチュードを全施設に導入した医療機関で、これらの問題に正面から取り組み続けていらっしゃいます。今回はそのご経験について病院運営の立場から院長の原寿夫先生、看護部の立場から宗形初枝看護部長、ケアの実践者として看護師の遠藤淳子さん、介護福祉士の香山壮太さんにそれぞれお話しいただきました。

施設のケアの質を上げるにあたっては、ケアの技術評価も重要な要素です。静岡大学 情報学部の石川翔吾先生は映像情報分析の専門家で、郡山市医療介護病院がユマニチュードの導入を始めた時から継続的にケア現場の撮影を行い、ケア要素の情報学的分析と評価、そして職員教育のためのケア映像を用いたインタラクティブな教育ソフトウエアの開発などの共同研究を行なっています。

今回のシンポジウムでは、ユマニチュードを導入すると医療・介護の施設で何が起こるのか、についての討論を行いました。

（本田美和子）

第二回市民公開講座「優しさを伝えるケア・ユマニチュード」
テーマ：日本の看護師・介護士が語る現場からの報告
会期・会場：二〇一五年二月二二日　一橋大学 一橋講堂

ユマニチュードの技術で病院全体が変わる

原 寿夫／宗形初枝／遠藤淳子／
香山壮太／石川翔吾／伊東美緒

なぜ病院をあげて取り組むことになったのか

伊東（司会） 私は東京都健康長寿医療センター研究所というところで看護の研究員をしております。今日そちらに並んでいただいておりますのは、まず一番端におられるのが一般財団法人郡山医師会 郡山市医療介護病院 病院長の原 寿夫先生、その右側にいらっしゃるのが同じく看護部長の宗形初枝さん、そしてその隣が看護師の遠藤淳子さんです。それから隣にいらっしゃるのが、先ほどのジネスト先生のご講演でもビデオ（動画）に出ておられた介護福祉士の香山壮太さんです。この四人の方々にお話をうかがいながら、こちらの一番端におられる静岡大学 情報学部の石川翔吾先生に動画を分析していただいたものをみなさんに見ていただくことで、ユマニチュードにはこういう効果があるんだよというふうに、さらにわかりやすくお伝えしたいと思っております。

私はイヴ・ジネスト先生、本田美和子先生とともに、ユマニチュードの効果についての研究にずっと関わらせていただいているのですが、なぜ、福島県の郡山でご協力いただくことになったかというと、非常に不思議なご縁によるのです。もともと、私の同僚の先輩が郡山市医療介護病院のスタッフであることから、その同僚がそちら（郡山）に何回か出かけて行き、いろいろとご協力をいただいていました。いつもお世話になっているので、何かお礼をしたいということになり、同僚から、「『看護管理』という本にユマニチュードが取り上げられて、売り切れになるくらい人気らしいから、出版社からいただいた二冊のうちの一冊をゆずってもらえないか」と私に打診がありました。それで、その本を看護部長の宗形さんに差し上げようと持って行ったところ、ちょうどその時に宗形さんも同じ『看護管理』を手に持っていらした。「じつは差し上げようと思っていたんです」と伝えると、宗形さんは、「ユマニチュードにとても興味あるんです」とおっしゃったそうです。それで、「うちの同僚がやっているので、何かつなげられるといいですね」という話になった。ただ、さすがに福島県の郡山まで行くというのはちょっと遠いなぁというので、話はそれきりになっていました。一方、まったく別のところで話が進んでいたんです。

本田先生と日本大学工学部の先生が、ユマニチュードで起こっていることをＮＩＲＳ（近赤外分光法）という技術を使って評価できるのではないかと検討されていました。でも、その先生方のキャンパスは郡山にあるものですから、東京まで行くのはちょっと遠いなということになったんですね。そこで本田先生が、そういえば郡山には協力いただけそうなところ、非常に良さそうな感じのところがあると私が言っていたことを思い出されて、じゃあ一緒に協力していただくことはできませんか、というのが始まりです。そこからは、研究に関する無理なお願いにも、快くご協力していただきました。まさに全病院をあげてやっていきたいとおっしゃっていただき、今こちらの郡山市医療介護病院では全職員が、短いバージョンではありますけれども、ユマニチュードの研修を受けて頑張ってくださっています。

ユマニチュードとの出会いと導入の手応え

伊東　まずは経営者である原院長先生に、病院のなかにユマニチュードを導入しようと思われたポイントや、それにあたり大変だったことについて、お話しいただけますとありがたいです。

原　われわれの病院は急性期医療と生活との間をつなぐ医療介護病院という名前のとおり、医療と介護をつなぐ療養型の病院です。歴史はスタートしてまだ一〇年そこそこです。急性期医療は急性期医療なりの評価、考え方、指標みたいなものがあると思うのですが、また回復リハビリも回復リハビリで評価があって、それぞれ考え方にしっかりしたものがあるでしょう。では療養はどうなのかというと、総論的な、なんとなく生活に近いところでみんなで頑張りましょうという感じで、考え方、評価のきちっとしたものがなく、常に迷いながらここ何年かやってきました。そういうなかでユマニチュードというものに出会いまして、その考え方、方向性に触れ、みんなでやっていくことの大事さについて改めて思い至りました。そこで今、みんなでやっていこうと、病院全体で取り組んでいるところです。

伊東　今度は宗形看護部長さんにうかがいます。ユマニチュードについての本を持っていらしたくらいですので、ユマニチュードを知ったときの思い、それから自分の病院に取り込んでいくときの思いと大変さ、よかったなと思うことを教えていただければと思います。

宗形　ただ今、伊東先生からユマニチュードとの出会いの話をと言われましたが、私は二〇一三年一〇月号の『看護管理』の記事に、ユマニチュードというものが取り上げられているのをみて、とても衝撃を受けました。その衝撃を受けた理由をお話しさせていただきます。ただ今院長から話がありましたように、私たちの病院は二〇〇六（平成一八）年に建てられた病院です。療養型の病院で、歴史はまだ八年ちょっとなんですね。私は看護部長として働いて五年が過ぎたところです。その前の仕事は、助産師をしておりました。三〇年くらい総合病院で助産師として働き出産に立ち会ってまいりました。したがって看護部長に、との話をいただいたときは、大変とまどいました。しかし知らない世界を知ることも私にとって重要と思いお引き受けしました。高齢者の病院で働くというのは初めてのことで、高齢者の看護を基礎から学ぶつもりで毎日を過ごしておりました。そうしたなか、気づくことがありました。一つは、私は当院では院長の次に老年看護を受ける側であるということです。病棟の中を歩いていくと、こういう看護は受けたくない、と思う場面に出会いました。スタッフが口にする、〝この人はうるさい人だな〟という言葉を注意したこともあります。私が受けたい高齢者医療、看護とはどんなものだろうと、いつも考えていました。私が看護を受けたい人は、私を認めてくれる人です。「昔、何をやっていたんですか」と聞かれて、「私は看護部長をしてたのよ」と答えたときに、「ふーん」なんて済まさずに、「あぁ、そうですか！」と応じて私を受けとめてくれる、そういう人に看護をしてもらいたいと強く思っていました。

それから二つ目は、やはり助産師として働いていた経験から、見ることとか、触れることとか、高齢者にも赤ちゃんと同じスキルが大切なんだということへの気づきです。

もう少しでまた三・一一がやってきます。東日本大震災のあと東京電力第一原発の事故で福島県の子どもたち、そして子どもをもつ若いママたちはとても傷ついて苦労しました。そういうなかで子育てをサポートする一人として、福島県の子どもたちを〝日本一元気な子どもにしたい〟、そして〝日本一優しい子に育ってほしい〟という思いをベースに、ずっと活動をしてきております。〝優しい子どもにしたいな〟、〝いじめとか、虐待とかない、そういう地域にしたいな〟という思いがあって、それがユマニチュードの記事を読んだときに私のなかで結びつき、これはすごいことだ‼　と感じたんです。そしてユマニチュードを探っていくと、「優しさを伝える技術」と書いてある。私は、優しさを伝えることに技術がいるというところに目からウロコでした。それがユマニチュードに惹かれていった大きな要因です。これをなんとかして病院で勉強したいと、伊東先生から雑誌をいただく前から、本田先生にアクセスしたくて探っていたという経緯があります。本当にいろんな運が重なって、今日に至っているという状況です。

それからユマニチュードの研修を始めて、もう八カ月が過ぎました。この研修を行うことができて本当によかったなと思っています。

伊東　もっともっとお聞きしたいくらいですが、宗形看護部長さんにはこのあと、もう一度コメントをいただくことにします。今回病棟でユマニチュードの技術を学んで、東京医療センターで行われた研修などにも参加してくださった遠藤淳子さんにお話をうかがいたいと思います。遠藤さんは実は六月に三人目の赤ちゃんが生まれるんですね。そういうなかで頑張って今日お越しいただいております。ぜひ体験したことをお伝えいただければと思います。

遠藤　去年の六月からユマニチュードの研修が始まってみての感想なんですが、今までは患者さんのことを、「話せない人」とか「話しても返事をくれない人」と思ってケアに入っていた部分もありました。でもユマニチュードを学んで、話しかけたり触れたりすることで患者さんからの反応も得られて、ケア以外にもっと話しかけにいったりとか、こうした患者さんにやってみたいなという思いが強くなりました。

また病棟全体の雰囲気も改善しました。患者さんの家族にもこういうふうにすると患者さんは笑ったりとか反応がありますとお話しすることで、コミュニケーションが増え、病棟や患者さんの家族とも情報を共有することもできました。また、やりがいを感じるようになりました。

伊東　話す感じからして、遠藤さんは優しい看護師さんだなとわかるのですが、遠藤さんのユマニチュードを学ぶ前と学んだ後の変化を、今度は石川先生にご紹介いただきたいと思います。

映像でユマニチュードの技術を評価する

石川　「認知症情報学に基づく」といった小難しい話はさておいて、私のバックグラウンドを説明しますと、情報学、つまりコンピューティングであり、コンピュータの力を使って価値を生み出すという学問に研究者として携わっております。それをするには何かドメインがないと、つまり価値を生み出す場がないとできません。そのきっかけが、本田先生とジネスト先生との出会いでした。本田先生に現場で起こっていることを評価してほしいとご相談いただき、私たちと一緒に研究をすることになりました。幸いにも本田先生たちはそういったデータを映像でたくさん残そうとしておられまして、その映像をうまく使えば評価につながるものを何か生み出せるのではないかというところからスタートしております。

まずは、実際に映像を使って分析して何が見えてきたのかということを、今お話ししてくださった遠藤さんが研修を受ける前、受けた後でどう変わったかについてみなさんと映像を見ていきながら、具体的にお話ししていきたいと思います。今回、分析に使った観点というのは、それほど複雑なことはやっていなくて、本当にこれだけかと思うかもしれません。相手との距離が二〇cm以内で正面から見られているかどうか、これを人間関係を形成しようとしている、つまりユマニチュードの技術を使った「見る」の指標とします。それから相手に対して話しかけているかどうかという技術としての「話す」。そして相手の肩や腕をつかむのがユマニチュードではダメだということですので、親指を使ってつかんでいないかどうか、加えて手のひら以上の面積で触れているかどうかをみる「触れる」。たったこれだけです。これらの観点から分析した結果をお見せします。ただこれだけを使って見せても、明らかに前と後の違いがみなさんにもわかる形でご覧いただけるかと思います。

映像を使う前に説明しておきますと、映像に対応して、「見る」「話す」「触れる」と書いてあ

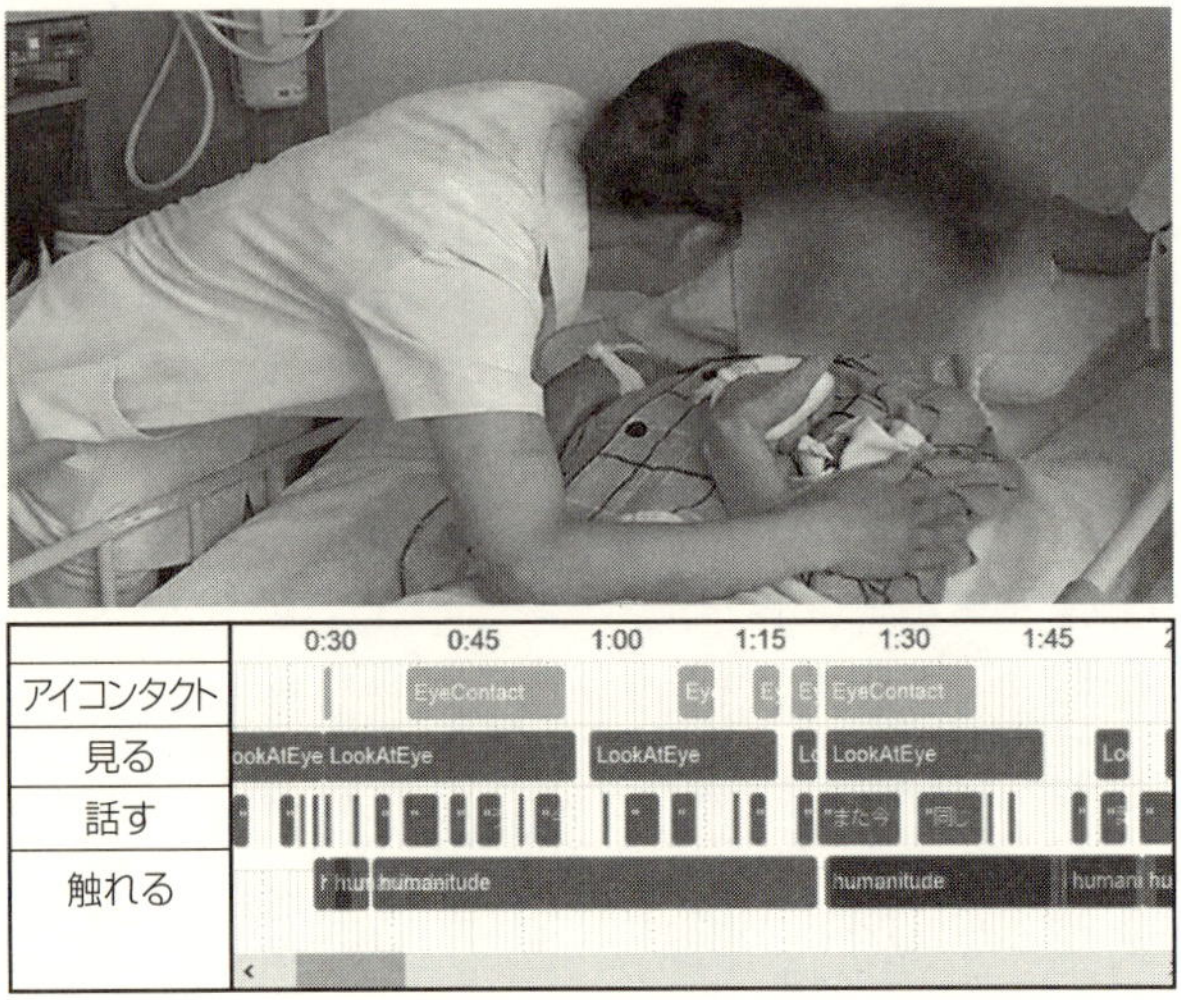

図 2-1　ユマニチュードの技術が使用されたことを示すグラフ

るグラフが出てきまして、映像が進むと一緒に移動していきます（図２－１）。つまり何を意味しているかというと、「見る」というブロックはユマニチュードの技術を使った「見る」が現れている場面。「話す」というブロックはユマニチュードの技術を使った「話す」が現れている場面、そして「触れる」のブロックもユマニチュードの技術を使った「触れる」が現れている場面を指します。それから一番上のところですが、今日もジネスト先生が基調講演で「見る」ということを強調されていましたが、「アイコンタクト」ができていることを表示しております。これらを頭に入れた上で、早速映像のほうを見ていきます。

◆ケース1　口腔ケア

石川　遠藤さんは経験豊富な看護師さんで、病棟の師長をされています。私はケアの素人ですし、看護の経験もありませんけれども、初めてお目にかかったときにすごく優しい方だな、将来はこういう方に看護されたいな、などと思ったりしました。そういう優秀な方を分析の対象にあげています。それから実際にケアをしている相手の人ですが、Kさんといいます。この方、実はまだ若く、五〇代後半の男性です。ただ、くも膜下出血によりMMSE（Mini-Mental State Examination）という、認知症の重症度を測るのによく用いられる度合いでは計測できないような認知機能障害をおもちです。その方に研修の前、遠藤さんがどういったケアを行っているかをご覧ください。

（動画流れる）

石川　部屋に入っていきますね。ここでユマニチュードにおける意味での「話す」が出てきます。

ここで注目してもらいたいのは、空白の区間ができていることです。この間、遠藤さんは準備をしているんですね。ちょっと長いので少しずつ飛ばしながら見ていきます。

どうやって触っているか、わかりますか？　ちょっと見えづらいですが、当然歯ブラシを使って口腔ケアをしています。それも、ちょっと口を開けてくださいと言ったときに、指先でちょんちょんと口を触って開けてくださいというメッセージを出しながら行っている。

今、人差し指と中指で口をちょっと開けるような感じでケアをしていますね。少し進めます。

実はユマニチュードを学ぶ前というのは、このようにバイトブロックをつけてケアをしています。このケアのときも少し矛盾したことを遠藤さんは言っていて、バイトブロックを噛んでいてくださいねと言いながら、口を開けていてくださいと言っている。じゃあどうしたらいいんだ、というようなことをしてしまっています。こういったケアがなされていって、最終的に仕上げをしていく。

最初の場面、「アイコンタクト」を表示する部分がオレンジ色で示されていますけれども、目が合ったのはこの区間だけです。つまり、このときしかKさんの視線をとらえることができていません。これがユマニチュードを学ぶ前の段階です。今のタイムラインというか、現れた情報の流れをよく覚えておいてください。そうすると、この一カ月後にこの方にもう一度ケアしたときの違いというものがよくわかると思います。

（映像流れる）

石川　見ていただくと、もう一目瞭然かと思います。これだけ濃密なケアが行われています。こうしてちゃんと目が合ったとわかりますし、触れて、相手の目をとらえに行って、その間はちゃんと返答もあるんですね。アイコンタクトもできて、「見る」「話す」「触れる」という三つのことが同時にできています。

先ほどの空白だった準備をしている時間も、準備をしているときに自分が何をしているのかということを実況中継することによって、相手との関係性を途切れさせないような工夫というものが、現れてきています。

こういうふうにちゃんと同意をしてもらうことで、ケアは順調に進んでいくんですね。このあとも口腔ケアが続いていくのですが、ここでちょっと注意していただきたいのが、バイトブロックがこの時点で外れていることです。理由は遠藤さんにお聞きすればいいかと思うのですが、このバイトブロックがなくても口腔ケアができるようになっているというのがよくわかります。それはなぜかということが、こういった「見る」「話す」「触れる」という技術をちゃんと使ったケアの効果の表れとして、このようなデータから読み取ることができます。

こうした形で、声かけを行い、また会う約束をして、ケアをどんどんどんどん進めていく。ポジティブな循環で回っていくという結果がよく出ている場面です。

数値でわかるユマニチュードの効果

石川　このデータを情報学的に、どこで何が起きているのかという点に注目して表現していきますと、実はもう少し突っ込んだ、何が実際にできてきたのかということを評価することができます。今は「見る」「話す」「触れる」という三つの観点で分析をしましたので、私のほうでその数値的解釈を補足させていただきます。ケアの変化としてまとめてありますが、まずは研修前の状況ですね。七七・三秒話しているということをこれは表していて、ケア全体のなかの二二％くらいで「話す」ということをやっていました。それが研修後どう変わったかというと、五五・八三％、つまり二・六倍、相手に対して話しかけているという変化として現れています。

それから次に「触れる」です。「触れる」にはもちろん右手と左手がありますので、右手でどうなったか、左手でどうなったかを説明します。実は私もデータを算出して衝撃的だったのですが、人間関係を形成しようとしたときの「触れる」という時間は研修をする前、ゼロ秒だったんです。つまり、上から握ってしまっていたり、手のひらより広い面積ではなくて指先でちょんちょんとやってしまっていたり、歯ブラシを使って相手の口を開けようとしてしまったりと、ご自分の仕事をするための、いわば命令としての触れ方で、人間関係を形成するような触れ方というものはなかったのです。それが研修後、当然ですが、右手、左手がそれぞれ三七％、六八％にまで変わっています。右手は当然、歯ブラシを持って口腔ケアをしているので、少なくなるんですが、それでも全体の四〇％も触れていたんだなと、データを出したときはびっくりしました。

それから「見る」です。「見る」は先ほど、アイコンタクトがこの場面しかないというお話をしましたが、人間関係を形成するような「見る」という技術は三・八六％しか見られていないのが研修前です。それが研修後、「見る」という技術をすごく意識されるようになって、一一・六倍にあたる、四五％くらい「見る」ということを意識してケアをしているのがよくわかります。

そういったことをふまえて、相手との関係がどう変わってきたのかを見ていきます。アイコンタクトは四・六一秒だけでした。だいたい六分間くらいケアをしていて、そのなかで四・六一秒だけアイコンタクトをすることができていたんですが、これが研修後は一七〇秒。つまり全体の割合でいうと四分の一くらいは相手とちゃんと目が合って、人間関係を形成しようとしているということが数値として出てきました。実はこれは、Kさん自身が遠藤さんを見ようと思ったからこそ、こういったアイコンタクトもできたわけです。最初は四二秒しか見ていません。ですが、一カ月重ねていくことによって遠藤さんたちとコミュニケーションできるということをKさん自身が認識していったことが、この二九〇秒という時間にコミュニケーションの量として現れている。

こうしたデータを見ていくと、いろんな分析ができますし、さまざまな振り返りに使えるのではないかなと思っています。

伊東　単純に動画を見るだけだとどうしても、なんとなく優しそうと感じて流してしまいがちで、ユマニチュードのケア場面も普段と大して違わないように思えるけれど、患者さんが大きく変わることにびっくりさせられます。今の動画を見ていただくと、これだけ変わっているというのが数字で伝わるだろうと思います。私からすると、遠藤さんの研修前も私がやるよりは全然優しい看護師さんだなという感じだったんですが、その遠藤さんでさえこんなに違う。とくに研修前に、ユマニチュード的に「見る」ということがゼロだったのは衝撃的だったと思います。

遠藤さん、今の動画を見られた感想を一言いただいてもよろしいでしょうか?

遠藤　あの患者さんは、歯ぎしりをしたりして口をなかなか開けてもらえず、自分としては口腔ケアに入りたくない患者さんだったのです。指を口に入れると指を噛まれるし、噛むと離してもらえないしで、できれば当たりたくないなと思っていたんですが、自分でやっているのをこうして見ると、今までは目を見て話しているつもりで患者さんのケアに携わっていたのに、実はそうではなかったのだなというのを改めて実感しました。

伊東　今、遠藤さんが言ってくださった「見ているつもり」。たぶん、この仕事をしている人はみな、見ているつもりなんだと思うんです。私もしっかり見ているつもりでいたけれど、ジネスト先生のお話を聞いてよくよく考えてみたら、例えば、経管栄養のボトルを見ながら「ご飯入ります」とか言っていたなと、はたと気づくんですね。だからこういう看護や介護の仕事をしている人にしてみれば、ユマニチュードを言葉として聞くと、やってますよ、そんなの知ってるよ、と思ってしまうけれども、それが本当にできているのか素直に振り返らないといけないんだなということを学ばせていただきました。

患者と心が通じ合い、スタッフの雰囲気も良くなった

伊東　それでは今度は香山さんにおうかがいします。香山さんは介護福祉士として病棟で頑張ってくださっています。香山さんも、もともと温厚で、優しくて素晴らしい素敵な方ですけれども、その香山さんの変化ものちほど石川先生に見せていただきます。まずは香山さん、ユマニチュードに取り組んでみて、どんなふうな印象をもたれたかを教えていただけますでしょうか。

香山　郡山市医療介護病院で介護福祉士として働いています。自分たちの看ている患者さんは寝たきりの方がけっこう多く、そんななかでもう五〜六年くらい同じ病棟で働いていたので、やりがいを見出だせないまま、ただただ流れ作業のような形で働いていたのです。ユマニチュードを取り入れることによって、今まで反応がなかったような患者さんや、寝たきりの方が、目を開

いたり、声を発したり、手足を動かしてくれたり、そういった反応をしてくれるところに、この仕事についた面白さを感じることができました。また、認知症の方で、口腔ケアのときに抵抗がある方などに対し、まず挨拶から入って、触れたり、すぐにケアの話をしたりしないなどのユマニチュードの基本に沿った実践をしてみたところ、拒否する割合が減ってきたような、相手も穏やかになってくれて、患者さんと心が通じ合えたような感じが自分のなかでしてきて、自ずと、ケアがしやすいような状況をつくることができたのではないかと思いました。全体的にみても、例えば排泄ケアのときは、スタッフのなかにけっこう私語が多くて、とにかく速くやろうみたいな雰囲気だったんですけれど、最近になって声かけを意識するようになると、やっぱり患者さんと良い人間関係がつくれるような雰囲気になってきたので、本当に取り組んでよかったなと思います。

伊東　本当に香山さんも温厚な方だなぁということが、今の語りの中で伝わったかと思います。では石川先生、お願いいたします。

◆ケース2　歩行介助

石川　はい、香山さんの映像です。これはジネスト先生にご講演で見せていただいた映像と同じものですが、それに先ほどお見せしたツールの情報を載せて、みなさんにもう一度ご覧いただきたいと思います。そうすると、ジネスト先生が解説されていた「見ること」や「話すこと」「触れること」という技術がどう行われているのかということが、より理解いただけると思います。

（動画始まる）

香山　＊＊さん、こんにちは。＊＊さん。＊＊さん、こんにちは。＊＊さん、ちょっと会いに来てみましたよー。私のほう見てみてください。目、開けられますか？　私のほう見てみてください。あ、こんにちは。＊＊さん、私は、香山といいます。ちょっと＊＊さんに会いに来てみました。

石川　アイコンタクトをとるために香山さんはダンスしていますね。（＊＊さんの動きに合わせて香山さんも自分の頭を動かして目を合わせようとしている）

香山　私の顔、見えますか？　ありがとうございます。ちょっと眠かったですかね？　眠かった。今日はちょっと郡山から会いに来てみました。少し私と一緒に楽しい時間を過ごしましょうか？　ありがとうございます。返事してくれましたね。

石川　ずーっと触り続けています。

香山　今日はもう一人お友だちを連れてきたので、紹介してもいいですか？

石川　ずーっと見つめ続けようとしています。

別の人　失礼します。＊＊さーん。

香山　お友だちのゆかりさんを連れてきました。

ゆかり　＊＊さーん。

香山　こちらに見えますのがゆかりさんです。

石川　最初まったく反応がなかったのが、だんだんだんだん、「はい」「うん」というような、相手からの声かけも増えてきてますよね。

香山　……ちょっと私、病棟のことわからないので、＊＊さんと一緒に病棟を回ってちょっと説明してもらいたいと思います。いいですか？　ちょっとベッド上がりますね。

被介助者　はい。

香山　ありがとうございます。

石川　この辺までいくと、はっきりと「はい」というような言葉を発していますね。

香山　……ちょっと私たち動かしてみますね。そうですそうです、上がりますね……。

石川　そして事前にちゃんと身体の評価をして、当然足もちゃんと動くかどうかということを確認した上で歩行介助に入っていきます。

香山　……大丈夫ですよ。私たちいるから怖くないですよ。ちょっと身体動きますね。

被介助者　はい。

（一同歓声）

石川　すごいですね。ちょっとの介助でこの人は座ることができたんです。そして歩行の介助を実際にやっていく。

香山　すごいですねー。歩けましたよー。はい、じゃあまっすぐ歩きますね。

石川　一とおり歩行の介助が終わった後は、＊＊さんは香山さんの虜《とりこ》です。見てください。アイコンタクトがずっととられていて、ポジティブな言葉が本人からも出ているというのがよくわかります。

ジネスト　Bye bye. Yes, OK!

（動画終了）

石川　これはまさにＭ（＊＊）さんが人間らしさを取り戻していく過程です。それがデータで見てもよくわかります。最初話しかけたときは、このＭさんから話すことも見ることも、何も出てきません。それがだんだん見られるようになってくる。少し「うん」と言えるようになってくる。最終的にこれだけ長い時間見て、少々長い時間話せるようになった。つまり、人間らしさというものを取り戻していく過程は、まさにこのように段階的に現れていくということが、この分析データを見ていくと、よくわかる。これを実際に香山さんがやってくれたというわけです。

伊東　今のグラフでもよくわかりますけれど、アイコンタクトについて、私たちは見ているつもりだけれども、向こうが見てくれていない。でも両者が見るというのがアイコンタクトで、それがすごく大事なんだということがとてもわかる、素晴らしい結果だと思います。それでは今の映像を見て、香山さん、ご感想をいただいてよろしいでしょうか？

香山　今のＶＴＲは研修中のケアだったんですが、研修で習ったようなことを必死でやっていたので、自分自身はその最中は何が起きているのかはっきりわからなかったところがあります。こうやって振り返ってみると、視線をとらえようとしていたり、長い間触れていたりというところに気づくことができたので、ちょっと自信をもってやっていいんだなと思いました。

伊東　今おっしゃってくださった、自分では何が起こっているかわからなかったというのはとても大事なところです。日本にも上手なケアをされる方はいらっしゃるけれど、それがなんとなくなされているので、周りの人に伝えられないというところが課題だったんですね。それをジネスト先生たちが、人にも伝えられる形で言語化、客観化なさったというのが、ユマニチュードの素晴らしいところだなと思っております。

共通言語がもたらす好循環──「技術」だからできること

伊東　今回、石川先生には研究の紹介をしていただいたんですが、ご自身がずっと撮影をなさりながら第三者として郡山市医療介護病院に入っておられたなかで、感じられたことを教えていただけますでしょうか。

石川　私は情報学が専門で看護とかケアについては本当に素人なので、質的なものを評価することはできないんですが、ただ半年くらいそちらにお邪魔させていただいて、最初の頃というのは正直いってあまり居心地が良くなかったです。というのも当然で、私は遠藤さんや宗形さんとの関係性が築けていないからです。それがだんだんだんだん一緒に参加していくに連れて関係性ができていき、ここにまた出かけていけるなという気持ちで、実験・研究に参加していきました。先ほど香山さんもおっしゃっていましたが、それは本当に、スタッフの方から私に声をかけてくださったりとか、こういったことはどう思いますかといった相談をされたりとか、話ができる雰囲気になったからでしょう。つまりユマニチュードが共通言語になって、みなさんそこで立ち止まって、この「ケアってなんだろう」ということを見直す、そういった変化というものを、私は第三者として感じました。

伊東　私も本田先生もジネスト先生も同じ感覚をもっています。ユマニチュードでかかわっていくなかで、ただ単にある程度の期間会うようになったからというだけじゃなくて、本当にウェルカムな雰囲気が病棟のなかで生じてくるという不思議な体験をみんながしているんですね。

先ほど遠藤さんの映像でバイトブロックを使っていましたけれど、あのバイトブロックは病棟のなかで私が把握している限りでもユマニチュードをやる前、少なくとも八名は使っていました。それが数カ月経って、職員の方へこういう結果が出ていますと報告会をしたときに、なにげなく、そういえば今、バイトブロックを使っている人はいたっけ？　と確認してみたら、使っている人がいなくなっていたんです。別に、使わないようにしようと誰かが旗を振ったわけではなく、自然にバイトブロックを使わなくなったということは、口を開けてもらう技を職員の方々みんなが身につけたということなんですね。そうすると、強制的なケアをしなくてよくなるから、また良い関係に転じていくというポジティブな循環で、私にとってもとても衝撃的なニュースだったんです。先ほど宗形看護部長さんとお話ししたときに、他の病棟のスタッフたちから、今、遠藤さんと香山さんがいらっしゃる病棟が変わってきているというコメントをよくいただくとお聞きしました。こうした経緯についても、具体例をあげて紹介していただきたいと思います。

宗形　私のほうからお話をさせていただきます。六月から研修を始めて、一〇月の末には、バイトブロックを使って口腔ケアをすることは一切なくなりました。どうしてなんだろうと思いました。スタッフに聞くと、自分たちにもわからないのでジネスト先生に聞きたいという言葉が印象的でした。彼曰く、「これまでだって患者さんの目を見て話をしていた。しかし今までは、この人は寝ている人なんだ、話してもわからない人なんだ、という思いで話しかけていたように思う。今回ユマニチュードの技術を学ぶことで、反応を見ることを学び、反応を見ると毎日患者さんと接することが楽しくなってきた」ということを話してくれました。結局、優しくしなさいとか、なんとかしなさいとかではなくて、ジネスト先生がおっしゃるように技術として五つのステップに沿ってやっていくと、患者さんが変わっていくだけではなく、自分たちが変わっていくことで患者さんに変化が起こるのではないかと気づいたのです。

ユマニチュードを学び始めて八カ月が過ぎました。私たちの病院には三つの病棟があります。第二病棟を研究対象群としてユマニチュードを徹底的に学ぶ病棟にしました。なぜ第二病棟を選んだかというと、スタッフの足並みがそろわず、ケアも統一されないという大変さを抱える問題があったからです。ところが、研修を始めて六カ月目頃から変化が出てきました。その変化に最初に気づいたのは、外来から応援に行く看護師でした。私たちの病院は療養型ですから、配置スタッフ数も少なく、病気などで一人休めば応援体制を取らなくてはなりません。今までの第二病棟は、外来スタッフが応援に行っても、互いに挨拶をすることも少なかったようです。そんなものと思っていた外来スタッフは、目を見て自分に「ありがとうございます！」と挨拶してくれる第二病棟スタッフに驚き、これはすごい変化だと報告をしてくれました。

それからもう一つは、介護病棟配属のケアマネジャーからの報告です。彼は普通は業務に入らないのですが、人手が足りなくなると応援部隊として入っていきます。久しぶりに応援に入った彼曰く、「第二病棟はすごい。何かが変ですよ。私語が多かった第二病棟に私語がない。ケアの時はいろいろ話しているけれど、私語ではなかった。ユマニチュードをやっているんだなーと思った」ということでした。彼が話していたのは、変わったということだけではなく、なぜ変わったのかということを知りたい、何が変わったのかその根拠を明らかにしてほしい、ということでした。静岡大学の先生方の分析を用いて、自分たちのやっていることを客観的に見つめることを次年度の目標にしていきたいと思っています。

三番目として、すごくいいケアをするという評判のスタッフがいます。あなたをみんなが素晴らしいと言っていると話したら、「部長、ユマニチュードは技術ですよね。この技術を使うことが病院の方針ですよね。私はそれをやっているだけです。技術だから、最初は明日できるようにすればいいんですよね。イヴ先生は達人だと思う。それに沿えるよう頑張りたい」と話してくれました。まさに、優しくしなさいとさとすのではなく、この技術を取り入れスタッフ全員で行っていくことで次のステップにいけるのではないかと思っております。

伊東　本当に、理念に基づく技術だからこそ、やりなさいと言えるんですよね。優しくしなさいと言われても具体的にどうしていいのかわからないし、この忙しい業務のなかでどうしたらいいの？　というのが現場の声です。それを技術だからこそ、現場のなかで使えるものとして、今できなくても明日ちょこっとできるようにと伸ばしていけるという点は、みんなで共有できるところだと思います。

第Ⅲ部

一貫性のあるケアを目指すための哲学

人は誰しも、自分が大切にしている価値観があります。例えば私は「優しさ」「自由」「平等」「博愛」は重要な価値をもつと考えます。ケアをする方々の多くはこの価値観に同意してくださることと思います。しかし、その一方で、患者さんを職務遂行のために身体抑制をした経験のある方はこの中にいらっしゃいますか？　これもまた、多くの方々がご経験です。自分は優しさや自由が大切な価値あるものと思っているのに、それを否定する行動をとってしまっている。自分が価値があると考えているものと、自分が実際に行なっていることの不一致がある。これが問題なのです。私は自分の価値観と自分の行動を一致させる手段が倫理であると考えます。倫理の実現のために必要な技術をロゼット・マレスコッティと私は開発してきました。それがユマニチュードです。

——イヴ・ジネスト（二〇一七年三月一五日　慶應義塾大学医学部精神神経科セミナー）

第三回目の市民公開講座では、「よいケアとは何かを考える」をテーマとし、何がよいケアなのか、よいケアを実現するために必要なことは何か、について考えました。フランスでは介護施設で行われている医療や介護の質の保持のために、主治医とは別に施設全体の医療を統轄する「コーディネーター医師」と呼ばれる老年医学の専門医がいます。今回は、このコーディネーター医師として働きながら「よいケアとは何か」を考え、施設へユマニチュードを導入したカンディダ・デルマス先生に基調講演をお願いし、フランスの介護施設の制度、コーディネーター医師の役割、ケアの客観的評価尺度の利用などについて語っていただきました。

引き続き行われたシンポジウムでは、よいケアの到達点として「平穏死」という概念を提唱した世田谷区立 特別養護老人ホーム 芦花ホームの石飛幸三先生、よいケアを実践する人材の教育について看護教育の第一人者の聖路加国際大学 学長（当時。現・聖路加国際大学名誉教授）井部俊子先生、そして独創的な小規模多機能型居宅介護とグループホームを運営している藤沢市の株式会社 あおいけあ・加藤忠相さんに「よいケア」の実践者の立場からそれぞれお話をうかがいました。本書ではこの市民公開講座のなかから、デルマス先生の基調講演と加藤さんの講演を収載しました。

（本田美和子）

第三回市民公開講座「よいケアとは何かを考える」
会期・会場：二〇一六年一月二一日 日経ホール

フランスの介護施設におけるケア

――コーディネーター医師が認めたケア技法

カンディダ・デルマス（Candida Delmas）

私は老年医学を専門とするコーディネーター医師で、フランスの介護施設で仕事をしています。コーディネーター医師というのは、フランス独自の制度で、高齢者介護施設を医学的に統轄する役割を担っています。今日は、こうしてみなさんの前で、コーディネーター医師の役割、そして、ユマニチュードによる高齢者ケアの実践の話をすることができますことを大変光栄に思っています。

ユマニチュードとの出会い

私がコーディネーター医師になってすぐに、ケアを行っている人たちから、「なかなかケアができないです。とくに認知症の方のなかには、認知症の行動・心理症状が非常に強く出る方がいて、ケアがなかなかできないです」という相談を受けることがよくありました。困難なケアの様子を撮影したビデオを用意したので、ご覧ください。

（ビデオ上映）

私たちは、こういう状況に置かれていて、その解決法を探そうとしました。担当医師と一緒に考えましたが、解決法がなかなか見つかりません。毎日ベッドサイドでケアを行っている看護師や介護士とも話しましたが、解決法はやはり見つかりませんでした。「どうしよう」と、困り果てました。

そこで、自分でいろんな研修を受けてみようと、認知症の行動・心理症状に関する研修を三つ受けました。それぞれとても良かったです。新しいことを学びました。しかし、入居者のなかで対応が困難な行動をとる人たちに対して、介護士の人たちがなかなかうまく保清ができないことに変わりはありませんでした。

そんなとき、ユマニチュードのウェブサイトをたまたま見つけました。医師に対する研修があると紹介されていましたので、私も行ってみようと思いました。三〇人ほどの老年医学の医師が参加しており、そこで、ここにいらっしゃるジネスト先生の話を聞きました。

彼は、「九〇歳でも寝たきりになるのは普通じゃない。病気があっても、寝たきりでなくいられる。そして、認知症の行動・心理症状を減らすことができる。例えば、ある見方、ある触れ方をすることによって、それを減らすことができる」と言いました。最初に聞いたときは、「そんなことないでしょう」と思いました。彼の話は、私が大学で学んだことと随分違っていたからです。

私は、自分の施設に戻ってケアのチームに、「今、研修を受けてきたんだけれども、今までの研修と全然違うんです。だけど、ちょっとやってみましょう」と言いました。私は医師なので、保清はやったことがありません。まずはメモを作り、研修で学んだことを書き留めました。例えば、入居者とコミュニケーションをする方法を紙に書きました。その紙を持って、介護士と保清に臨みました。

ある女性は、いつもは大きな声をあげて騒いだりするのですが、そのとき、ユマニチュードの方法を使ったところ、保清がとてもうまくいきました。叫ばない、ひっかいたりしない、そして、ケアが終わってから最後に、「ありがとう」とおっしゃいました。私が後ろを振り返ったら、いつも介護している二人が感動して泣いていました。というのも、この入居者の女性が、こんなふうになるのを見たことがなかったからです。そして、何より、ケアを受けた人がとても落ち着き、満足げな様子でいらっしゃいました。

私は、入居者の状況は、これまでのやり方を変えて、ユマニチュードを適用することによって改善することができるだろうと理解しました。私が悪いわけではないこともわかりました。ただ技術を知らなかったのです。私は、このツールを用いて、介護施設でのコーディネーター医師という専門家として仕事をしようと思いました。

認知症の行動・心理症状の悩みを打開する

認知症の行動・心理症状について、なぜ、ユマニチュードが大切なのかをお話しいたします。普通は、唯一の解決方法として向精神薬を処方するのが一般的です。そのように教育され、実際にそのように行なわれています。

しかし、向精神薬には副作用がたくさんあって、入居者は自立ができなくなってしまう。時には、病院に搬送されてしまうような状況が起こることもあります。このような状況を身近で見ているケアをする人たちは苦しみます。入居者の健康がだんだん悪化する状態を見て、一体どうすればよいのだろうかと悩み、苦しんでしまいます。入居者にとっても、医療や介護のチームの人たちにとっても、何か解決法はないかと思って研修に臨みました。

フランスでの施設で、ユマニチュードの研修をした前と後の比較をした調査があります。これは、二〇〇八年の調査の結果です。ユマニチュードの導入の前後で、職員の充足感が二・二一倍になっています。また、入居者の充足感も二・二八倍になっています。それから、苦痛やそれまで感じていた苦しみが、三分の一になったという結果も出ています。

フランスの人口は六六〇〇万人です（二〇一五年統計）。今、六五歳以上の老人は一二〇〇万人います。そのうちの五％、六〇万人が介護施設に入っています。フランスには、介護施設が約八〇〇〇施設あります。それを「ＥＨＰＡＤ（Établissement d'hébergement pour personnes âgées dependantes）」と呼んでいますが、ここにはぜい弱な依存状態にあり、ケアが必要な人が入居します。入居者の七四％が女性で、平均年齢は八五歳です。また、入居者の五四％は、アルツハイマー型認知症や他の認知機能の障害をかかえています。そして、いくつかの薬を飲んでいて、一日に平均して六・五種類の薬を服用しています。また、入居者の二〇％は介護がかなり必要で、日本の「要介護５」に当たる人です。

私たちが向き合っている一番大きな問題は、やはり認知症の行動・心理症状です。それとともに、職員が質の高い研修を受けていないことです。そのためにとても疲れてしまい、離職率も高まってしまいます。

コーディネーター医師とは

コーディネーター医師は、一九九九年にフランス政府の法律で新たに設けられました。コーディネーター医師の任務は、保健です。健康を維持することです。フランス厚生省によって、高齢者のケアの質を高める目的でつくられました。介護施設は、コーディネーター医師を雇用する義務が課せられ、入居者の数に応じて、コーディネーター医師を雇用する時間数も決まります。コーディネーター医師は複数の施設を兼任できて、例えば、私は、二つの施設で働いています。コーディネーター医師となるには、老年医学専門医としての資格取得が条件です。

コーディネーター医師は、入居者のための薬の処方はしません。入居者は、外部のかかりつけ医の診察と処方を受けます。外部のかかりつけ医が、入居者のために薬を処方します。

介護施設の施設長は、その下に看護部長、コーディネーター看護師と呼ばれるスタッフをもちます。その下には看護師、さらにその下には介護士がいます。そして、このシステムの外に老年医学の専門医師であるコーディネーター医師がいます。コーディネーター医師は、ケアスタッフの上司という立ち位置ではありませんし、また、外部のかかりつけ医の上司でもありません。

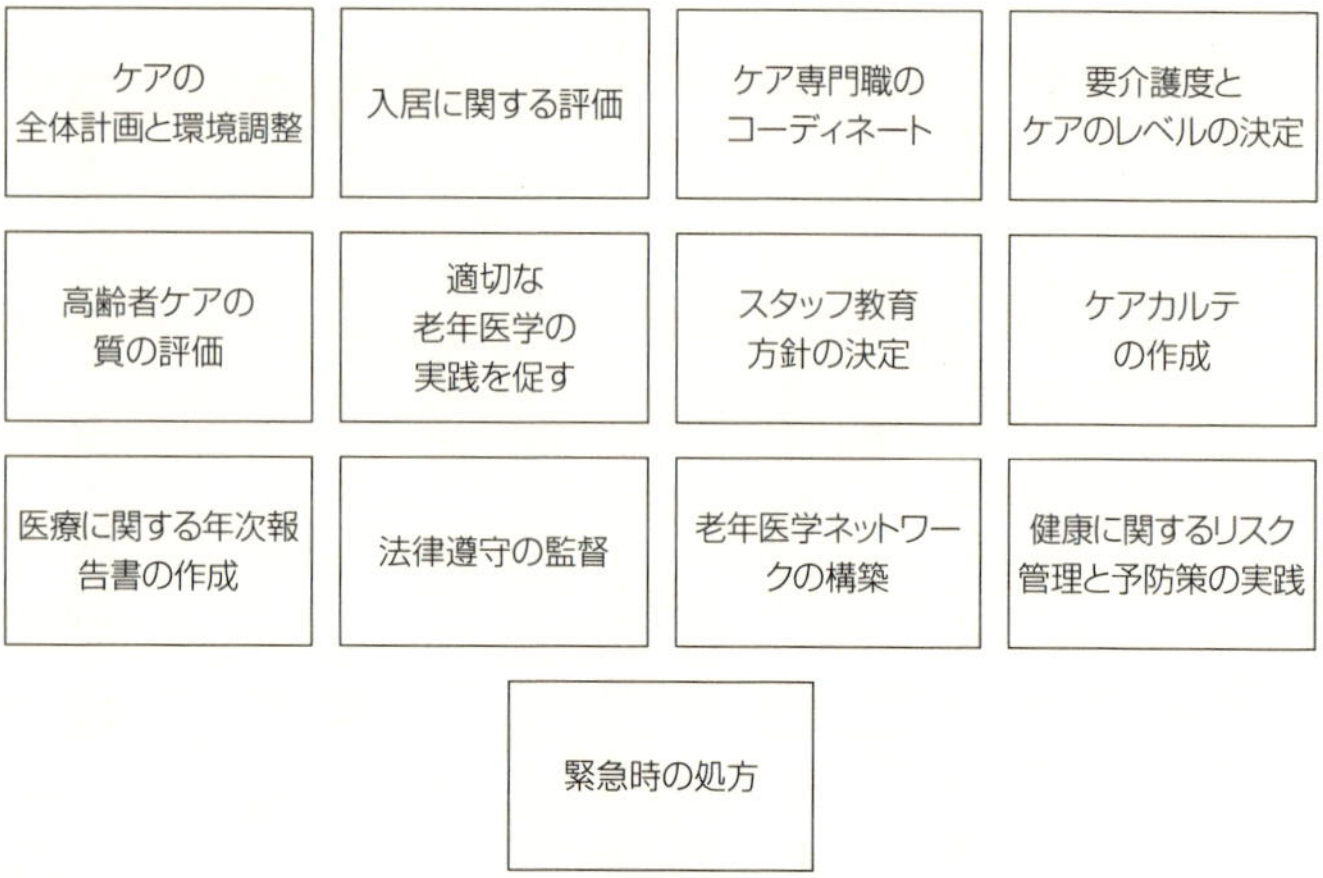

図 3-1　コーディネーター医師の役割

◆コーディネーター医師の任務

コーディネーター医師には一三もの任務があります（図3－1）。まず、ケアの全体計画を作ることです。ケア全体の統轄と、ケアに従事するスタッフの環境調整を行ないます。ケアをするスタッフの上司ではありませんが、それぞれの専門家がしっかりと任務を全うしているかを監督します。

コーディネーター医師は、高齢者である入居者の要望に応えて、医学的見地からのアドバイスをします。そして、入居に際して施設がその入居者に適したものであるか、施設長に対して助言します。最終的に入居を判断するのは、施設長です。

コーディネーター医師は、すべてのケアに従事する専門職のコーディネーションも任務としています。理学療法士、心理士、看護師、介護士、それぞれの役割が全うされているかどうかを監督します。

コーディネーター医師は、その任務にあたって二つの分析・評価スケールを使い、全入居者の状態を評価することによって、適切なケアを助言します。今現在行われているケアの内容ではなく、入居者が必要としている本当の意味でのケアが何かについての定義を行ないます。それに応じて、施設の予算が確定します。

さらに老年医学的見地から、適切なケアを提供するように促します。そして、スタッフの職務の目的達成のためにスタッフの教育方針を定めます。例えば、栄養失調の入居者がいる場合、しっかりと正しく適切な要素がそろっているかどうかをスタッフとともに確認します。また、コーディネーター医師は、外部のかかりつけ医の処方の内容も確認します。コーディネーター医師が薬を処方するわけではありませんが、処方の内容、診察の内容は確認します。それが、老年医学のケアの定義にしっかりと合致しているか確認します。

コーディネーター医師は、かかりつけ医に会いにも行きます。そして、カルテや処方箋をともに確認して、一つひとつの薬が必要か、適切であるかを確認します。もし、その薬が適切なものでないと確認された場合は、かかりつけ医と相談のうえ、その薬をやめる、あるいは異なる薬剤を処方します。

時には、かかりつけ医と意見が一致しないこともあります。そういった場合に、私は、その入居者に副作用が見られるかもしれない、あるいは転倒のリスクが高まる危険性があるとカルテに書き込みます。そして、かかりつけ医と話をし、その薬をやめるようアドバイスをします。

このアドバイスが聞き入れられない場合には、もし、この処方が変わらず、入居者に万が一何か問題が発生した場合は、「私はあなたを擁護しません」と忠告します。基本的に、かかりつけ医は合意してくれますが、それでも不十分な場合には、私は監督局に連絡をします。ポリファーマシー（多剤併用）は大きな問題ですが、その確認の最も好ましいタイミングは、その高齢者が介護施設に入居してくるときです。

コーディネーター医師は、ケアの研修に関してもアドバイスをします。また、ケアのための資料作りをします。さらに私は年次リポートを作ります。どんな良い研修がなされているのかを記し、うまくいっていない部分があれば、「改善の余地あり」と申告します。年次リポートは、施設長が署名をして、関与しているすべての医師に送られ、その後、国の厚生省機関に送られます。また、コーディネーター医師は、施設と医療機関が結ぶ合意について、その内容を医学的な見地から見て意見を述べ、入居者の権利がすべて守られているかを確認します。

それとともに、地域ネットワークづくりを老年医学の分野で行なうのも、私の役割です。例えば、専門医に診てもらうために、救急車で病院に搬送することがよくありました。私たちは新しい制度づくりをして、専門医の先生が高齢者の施設の近くや隣の場所に来て、そこで診療ができるようにしました。そうすると、高齢者が遠くまで行かなくて済みます。

コーディネーター医師は、施設に対して国の保健施策に正しく対応することを指導します。例えば、伝染病の予防策をとったり、万が一伝染病が施設で発生した場合は国に報告します。もし、緊急事態が生じて命にかかわる状態である場合は、もちろんかかりつけ医を待たずに入居者への医学的対応も行ないます。

コーディネーター医師はとても難しい仕事です。私たちは、大学で医学を学びましたが、そこにコーディネーターの仕事を学ぶコースはありませんでした。それとともに、組織的な問題もあります。私たちコーディネーター医師はケアの質の責任者です。しかし、施設内の職員の上下関係からいくと、介護職員の上に立っているわけではありません。そういう意味でも難しいところはありますが、私たちは工夫をいろいろと重ねながらやっています。

ユマニチュードの哲学がケアに方向性をもたらす

私は、ジネスト・マレスコッティのユマニチュードの技法に出会ったときに、コーディネーター医師の仕事の遂行にあたって、この技法が役に立つだろうと確信をもちました。ジネスト・マレスコッティのケア技法は、従来の医学的なアプローチとは異ったやり方で、認知症や自立していない人たちに対するアプローチの方法を教えてくれます。この技法は哲学をもち、そして数百のテクニックを擁しています。

とても面白いと思ったのは、創設者のジネスト先生とマレスコッティ先生は、二人とも国の教師として体育を教えていました。そのおかげでケアの難しい状況に対して、非常に新しい見方、また、適切な見方をもたらしてくれました。ユマニチュードは、私たちのケアのプロジェクトを立てるにあたって、とても役に立ちます。

ユマニチュードを学ぶ前のケア職員に、「なぜ、ケアの仕事をやっているか」と尋ねると、「入居者の気分がいいように」、「ちゃんとご飯が食べられるように」、「ケアをする人が幸せになるように」といろいろ考えて答えてくれました。それぞれの答えは違っていて、考えている方向性も違っていました。個人が「自分が良いと思う」それぞれのゴールを設定し、それぞれ実施することが、時に全体としてのケアの方向性を損ない、それによって、高齢者に対するケアが、なかなか改善できないという問題が生じていました。

ユマニチュードを施設に導入したことによって、まずは、ケアの哲学を得ることができました。ユマニチュードの考え方や理念は、「ケアをする人とは何者か」という命題に答えることから始まります。ケアをする人は職業人で、健康上の問題を抱えた人へケアを提供する人です。ではケアの目的とは何でしょう。その目的は、まず、健康状態を改善することです。もし、健康状態の改善ができないのならば、健康状態の維持をしようとします。そして、維持も不可能な場合は、最後まで寄り添います。ここで重要なことは、ケアをする人は、決してケアを受ける人の健康を害してはいけないという考え方です。

この哲学のなかでは、ケアを三つのレベルに分けます。第一は「改善をする」、第二は「維持をする」、第三は「寄り添う」です。ケアをする人の最初の義務は、ケアが入居者の健康状況に合っているかどうかを見ることです。みんな、歩くことが健康に良いとわかっています。歩くことによって、健康は維持されます。たくさん歩く機会をもてば、健康状態が良くなるかもしれません。

しかし、歩行が不安定な入居者を、ケアをする人が車椅子に乗せてベッドから食堂まで連れていくと、「改善をする」でも「維持をする」でもない、第三の「最後まで寄り添う」レベルになってしまいます。一方、ケアをする人が、この入居者を介助しながら食堂まで歩くことができれば、ケアは「維持をする」あるいは「改善する」レベルになります。

食事、おむつ替え、清拭、ベッドへの移動、それぞれのケアを、それぞれの人の健康のレベルに合わせた、正しいレベルで行なわなければなりません。ユマニチュードは、介護者に対して考える道具を与えてくれます。自分たちがやっているケアは、正しいレベルかどうか、間違ったレベルではないかを常に考えて実践するのが、ユマニチュードのケアです。

哲学があることによって、チームは同じ方向に向かうことができます。同じ方向とは、健康を改善することです。まず、その人に適切なケアのレベルを調べ、それに合わせてどのように健康を改善すればよいかを考えます。そして、ケアをする人たちは、チームとしてそれぞれが自分たちの良さをもち寄って、同じ方向に向かって進んでいくのです。

ケアをしているときの反応を評価する方法

高齢者の介護施設に行くと、まずは高齢者機能評価を行ないます。認知の状態、ＭＭＳＥ（Mini-Mental State Examination）の数値を見ます。うつの傾向がないかどうかなどを診断します。それから、いろいろな痛みがないかどうか、歩行のバランスはどうか、薬の処方が合っているかどうかも確認します。

また、認知症の行動・心理症状が出ていないかどうかも評価します。そのためには、二つのスケールを使っています。ＮＰＩ（Neuropsychiatric Inventory）とＣＭＡＩ（Cohen-Mansfield Agitation Inventory）です。この二つは、国際的にも認められているスケールで、七日間から一五日間の期間にわたる状況を評価します。

しかし、ケアをするときに入居者がどんな反応をするかという評価を行なうスケールは、まったくありません。ユマニチュードは、まさにケアをしているときに、どういう反応があるのかを評価することができるツールを作りました。ケアをしているときの興奮評価法で、とても簡単に書き込めるものです。

◆興奮評価法

一〇個の評価項目がありますが、所要時間は一分程度です。例えば、ひっかく、つねる、どこかにつかまって離さない、叫ぶなど、ケアを行なっているときに、いろいろな症状が出ることがあるかどうかを見ます。その反応が、どれくらいの強さで出てくるかを五段階で評価します。そして、どういうケアをしたときにその症状が出てくるのかを観察します。

例えば、清拭、食事、おむつ替え、それぞれのケアについて評価を行ないます。コーディネーター医師は、これを使うととても助かります。なぜなら、このツールを使うことによって、いろんなチームの人たちと、そのケアのときにどんな問題があるか突っ込んだ話をすることができるからです。そして、ユマニチュードの哲学を基に、このメソッドのなかのどういう技術を使えば、こういう行動が出なくなるかを考えることができます。

ある女性のとても難しいケアの例を挙げます。例えば、ケアをする人が、たたくなどの認知症の行動・心理症状が出ていると評価しました。しかし、その一カ月後、殴る、たたくという問題は完全にゼロとなり、解消しています。それ以外のほとんどの問題も解決しているのが、この表を見ればわかります。

この表を使うことによって、ケアに関して決定したこと、変更したことがどのような成果をもたらしたかを評価することができます。介護施設の全入居者に対してこれを行なうことによって、誰のケアが困難かを一目瞭然に知ることができます。そして強制的なケアが一切発生しないようにケアの内容を組み立て、実践することができるようになります。

それと同時に、拘縮の評価も行ないます。これも入居者全員に対して行ないます。関節の開度が二〇%と大変拘縮の進行した方々もいますが、拘縮や関節を優しくほどくユマニチュードの技術を導入しました。このテクニックがなかったら、拘縮は一切改善しません。ユマニチュードを導入することによって、この結果がまったく変わってきます。私たちに拘縮の予防を可能とし、それと同時に治療も可能となるため、拘縮のある入居者に対して、大変有効です。

私たちは、全入居者の入居時の拘縮の状態を評価しました。腕と足は別々の評価シートになっていますので、大変わかりやすくなっています。そして、いかに拘縮が改善したかも評価をしています。

◆評価保清

もう一つのツールがあります。評価保清と呼ばれている評価法です。これは、ユマニチュードの特徴的なコンセプトで、私がコーディネーター医師としての業務を遂行するうえで、大変重要なものです。

この評価保清は、看護師あるいは介護士とともに、保清をしている間に行なうものです。看護師・介護士にとってどのようなタイプの保清を行なうべきか、入居者ごとに判断することが可能になり、経時的な追跡ができます。これらの評価を基に、一人ひとりの入居者の保清をすれば、本人の健康と身体能力をどのように維持することができるかがわかります。

ユマニチュードのトレーニングを受ける前は、保清は、同じ入居者でもケアをする人によって異なる、ばらつきのあるものでした。ある日は臥位のままででベッドで保清を行ない、別の日には座位で保清という日もありました。一貫性がありませんでしたので、状態の改善が認められませんでした。ユマニチュードは、立位機能の評価を行います。その評価の結果で、どのような保清が最も適しているかを判断します。同じ評価法を使って、看護師が明確な改善表を立て、そして、全スタッフでそれを目指します。

◆経管栄養・向精神薬を使わずに済む

ジネスト・マレスコッティのケアメソッドは、コーディネーター医師にとって、とても有効なものです。それぞれのスタッフ、看護師、介護士、かかりつけ医のさまざまな役割を評価する必

表 3-1　Humanitude®認証制度

1. 強制ケアがない、ケアの放棄がない
2. 個性とプライバシーの尊重
3. 最期の日まで立位を維持する
4. 外部に開かれた組織である
5. 生活の場、暮らしたいと思える場所である

要があります。それによって、今、まだフランスで見受けられる身体拘束をなくすことができます。経管栄養による栄養摂取もなくすことができます。

その結果、ユマニチュードのトレーニングを受けたスタッフの働く介護施設では、五年間で向精神薬の使用が八八％も減少しました。ユマニチュードの導入によって、入居者に変化が生じ、職員が「この人に、今、向精神薬の投与が必要だ」と考える状況が激減したため、この薬の服用が必要なくなったということを意味します。ユマニチュードの導入によって、認知症の行動・心理症状が劇的に減少したことの傍証でもあります。

ユマニチュード認証制度

ユマニチュードを導入している施設が、自分たちのケアの質の維持・向上を目指して認証制度をつくりました。「ユマニチュード認証制度」という名前がついています。これは、五つの基本となる評価項目があります（表３－１）。

一つ目の最も重要な価値は、強制ケアをゼロにすることです。しかし、決

してケアを放棄することはなく、優しいケアを行います。

二つ目が、個人とプライバシーの尊重です。一人ひとりの個性と、その違いを尊重します。

三つ目が、立位で生きる、そして、最期の日まで立位を維持することです。寝たきりになった人も体を起こし、車椅子を使って、できるかぎり立位を促します。フランスでは介護施設には平均二〇％の寝たきりの高齢者がいますが、ユマニチュードを導入した施設では二％に下がります。

四つ目が、外部に開かれた組織にすることです。好きなときに外出もできますし、いつでも家族の訪問を受けることができます。

五つ目は、暮らしたいと思う生活の場所にすることです。どうしたら暮らしたい場所だと思ってもらえるでしょうか。例えば、ペットを飼っている高齢者は、そのペットとともに入居することができます。

ユマニチュードの認証施設となることはとても難しいです。なぜかというと、三〇〇もの評価項目があるからです。今現在、四つの施設のみが、ユマニチュードの認証を受けています。五〇施設が認定に関する試験を受けています。将来、この数が大きく増えることが期待されます（認証施設は二〇一八年二月現在一五、審査中の施設は八〇）。

ユマニチュードの導入で個人の生活リズムに適応

入居者の生活の質を可能な限り高めることが、最終的な目的です。ですから、QOL－AD（Quality of Life-AD）というスケールを使って、MMSEが二〇以下、およびMMSEが二〇以上の入居者の充足度をそれぞれ測定します。これが、生活の質が、たった数年でこれだけ大きく改善したことを示す図です（図3－2、図3－3）。同様に、全体的な生活の質も上がりました し、活動も楽しんでいることが、この表（スライドを示しつつ）からもわかります。そして、生活空間も使いこなしています。

ユマニチュードの介護施設で、ユマニチュードがどのように導入されているか見てください。

（ビデオ開始）

高齢者の施設を見ていきましょう。大体は午後七時、八時で消灯です。そのあとは、入居者も不安に感じます。その対応として施設のなかには、夜の活動を導入した所もあります。ちょっとした芸術活動やお料理をするなどいろいろな活動をしています。

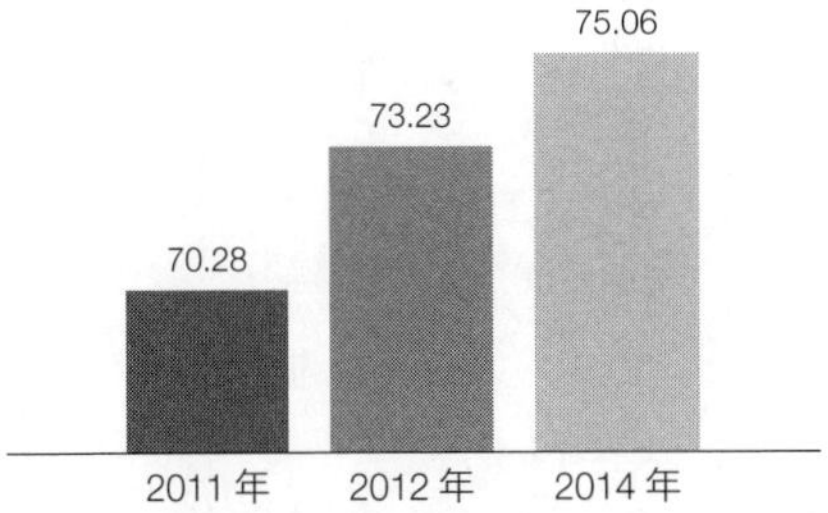

図 3-2　ユマニチュード導入後の QOL-AD 評価による生活の質の変化

出所：EHPAD Ronzier Joly 資料

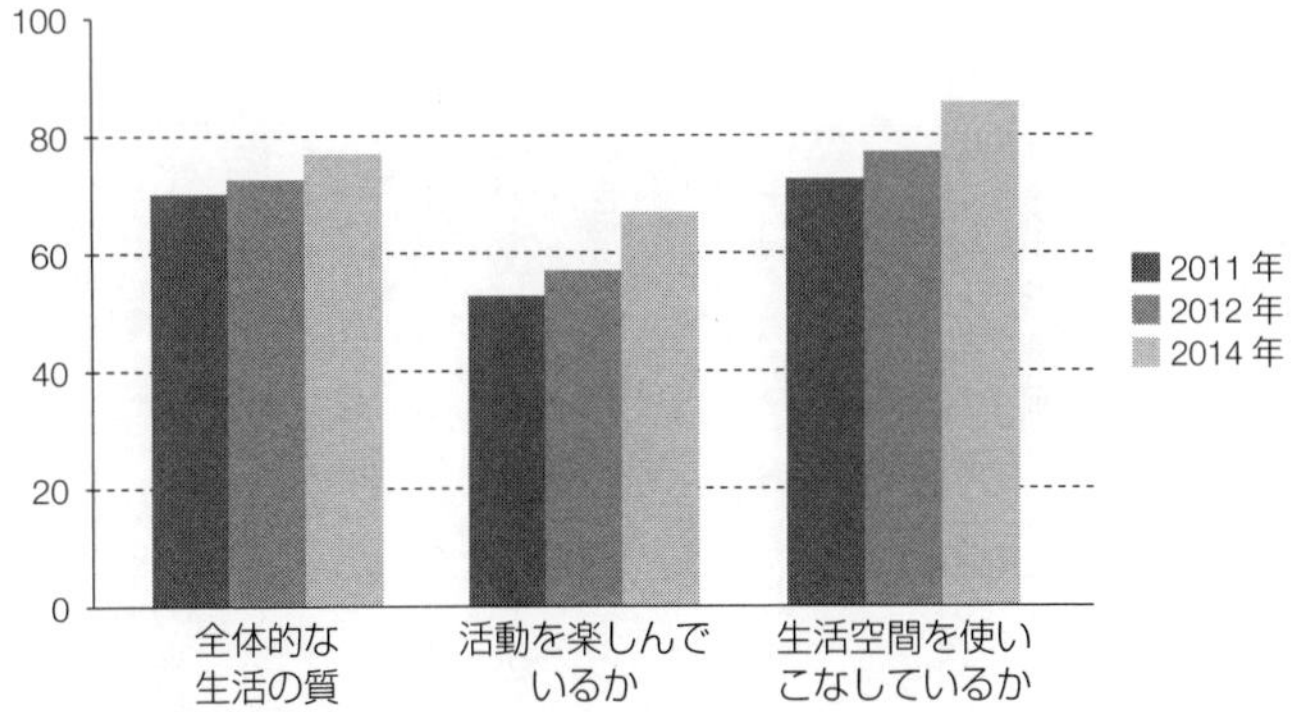

図 3-3　ユマニチュード導入後の QOL-AD 評価の変化

出所：EHPAD Ronzier Joly 資料

夜八時、施設の廊下は暗く消灯の時間です。しかし、図書室を見ると、いろんな人が活動をしています。「こんばんは。寝られないんですか。じゃあ、一緒にこちらに参加されますか」。夜の料理教室です。「今日は、リンゴのお菓子を作ってみましょう」。この高齢者たちは、夜はなかなか眠れません。早く寝ることができないので、夜七時から朝五時までアトリエを開いています。

私たちがこれを行なっている目的は、それぞれの人の生活リズムをそのまま生かしていくことです。これまでずっと朝三時まで起きていた人は、突然、夜七時には眠れません。

いろいろ料理を作っています。「こうして、電気でかき混ぜる物があったらいいな」。「今、何をやっているんですか」と尋ねたら、「わからないんです」と答えています。「まるで舟をこぐみたいに、こうやってやってくださいと言われたんで、こねているのですよ」。「リンゴのお菓子だ」。リンゴのお菓子を作っています。

施設に入っている人たちは、夜になると不安が高まります。夜はとてもいらいらしたり不安なので、認知症の行動・心理症状が出てくる可能性があります。徘徊《はいかい》をしたり、繰り返し同じ歌を歌い出す人もいます。そして、悪い考えがだんだん湧いてきてしまいます。

「もう退屈しています。誰かが私と一緒に過ごしてくれます。だから、寝たくないときはその人と過ごして、寝なくて済みます」。次第にみんなが眠気に襲われます。もう寝ようと思います。「なぜかって？」、「活動したから、ちょっと眠くなりました」。この活動のあと、少し落ち着いてもらうようにします。そして、寝つかなかった人たちも、だんだん眠りにつくようになりました。

（ビデオ終了）

このように寝つきの悪かった人たちも、割と長い睡眠を取るようになります。睡眠は記憶の定着にとても重要です。ここの施設の考え方は、それぞれの人の生活のリズムに適応するというものです。こういう施設が増えるとよいのではありませんか。そうすると、うつになる人が少なくなるかもしれません。とてもよいケアの方法だと思います。

＊

私が付け加えたいのは、ユマニチュードは次の世代を準備しているのだ、ということです。今、孫の世代の人たちが高齢者になったとき、きちんと自分の尊厳を守ってくれる、そして、自分のことを大切にずっと生きることができるためには、今の私たちが変わる必要があるのではないでしょうか。

誰でも活躍できる居場所をつくりたい
――ケアで広げる地域のデザイン

加藤忠相

塀と柵を取り壊す

私どもの事業所は、「おたがいさん」という、小規模多機能型居宅介護の事業所です。（スライドを示しつつ）近所の子どもが写っています。外に井戸があり、子どもたちが水遊びをしています。外階段が巻き貝の形になっているので、ぐるっと回って屋根まで上れる建物です。実際に屋根に上ると、こういう場所があり、富士山など山がよく見えます。子どもたちが、柵がない所に上って遊んでいます。

二階の研修室では習字教室をやっているので、週四日ほど、地域の子どもたちやお母さんたちが、あたりまえに来て普通に習字を習っています。だから、介護の現場としてだけではない建物で、ケアを提供しています。

私が二五歳のとき、ちょうど二〇〇〇年に介護保険制度が始まりました。そのときに、特養を辞めて独立をして、グループホームとデイサービスから事業を始めました。今、デイサービスは小規模多機能のサテライトになっていますが、「おたがいさん」は、二〇〇七年から始めたサービスです。

一二～一三年前から、全国の先輩たちに、「これからは地域だ」といわれていたので、これを始める段階で、とりあえず塀と柵を全部壊しました。ここにあるのは隣の塀です。旧町田街道は、車の交通が非常に多く、歩道がない道です。地域の子どもたちは、この道を通って小学校に通わなければいけないし、サラリーマンも迂回をしないと駅に行けませんでした。でも、塀と壁を壊したことによって、子どもたちは、朝ここを通って、住宅地を抜けて学校に行きます。サラリーマンも、私道を通り抜けて駅に行ったり、放課後には、高校生のカップルが手をつないで歩いているのを、おばあちゃんたちが、「昔はあんなことはしなかったんだよ」と言いながらやっかんでいるのを見たり、それがあたりまえの環境になっています。

椅子に七時間、座っていられますか

「よいケアとは何か」という話ですが、最初にハードな話です。これは、ある施設の写真です。この建物を見て、何か問題があると思う人は、あまりいないと思います。日本によくあるデイサービスの風景です。たぶんできたばかりで、天井が明るくて、広々として、テーブルもとてもきれいです。観葉植物も飾っています。

ここにたくさんの人がいますが、みなさんはこの椅子に七時間座っていられるでしょうか？けっこう勝負です。スターバックス（コーヒージャパン）でも、七時間は厳しいです。なのに、なぜ認知症などで困っている高齢者がここに七時間座っていられると思えるのかが私にはわかりません。この椅子に七時間座っていられる人は、そうはいません。立ち上がると、「○○さん、トイレ？　もうすぐご飯だから座っていて」と言われて、歩き始めると、「○○さん、徘徊《はいかい》」と書かれます。

なぜ自分が我慢できない環境に人を座らせて、我慢できないと問題老人扱いされてしまうのかというのが、私が介護を始めたときの一番の疑問でした。なので、そうではない環境をつくらなければいけません。人にやられて嫌なことは、人にやってはいけないというのは親から教わっているべきことですが、なぜ介護とか福祉のフィルターを通すと「あり」になってしまうのかが、一番の疑問点です。

ですから、私どもや子どもたちが七〜八時間平気で過ごせる環境をきちんと提供することが、まず前提です。私どもは、自立の支援をすることが仕事です。支配や管理をするのが仕事ではありません。

この建物は非常にきれいで広々としていますが、みなさん、車椅子でここに座っていて、視野狭窄を起こしています。視力も落ちていて耳が遠い人が、車椅子にぽつんと座っています。「〇〇さん、元気?」と、この辺から話しかけても、本人は自分のことだと思っていないし、目に入っていません。一日誰からも声をかけられず、アイコンタクトされません。その環境に置かれて、元気になるわけがありません。

これは、私どもの事業所の写真です。目からの情報刺激として入る視覚情報が良いと、大脳を経由して、視床下部からセロトニン、ドーパミン、オキシトシンなどの幸せホルモンが最終的に出ますが、この環境で出ますか。床が塩ビのタイルではないし、木材をたくさん使っていますので、これはまだいいほうです。多くの現場はこうではありません。ですから、ぱっと見たときの目から入る状況だけでも、自然素材で、床も全部住宅建材ではなくて木材を使って造ることも考えて、場所づくりをしています。

自立を支援する地域のデザイナー

「ケアとは何か」ですが、今の段階でいうと、ケアは自立支援です。特別養護老人ホームのある一日の流れをグーグルで検索すると、これが出てきました。「とある介護職員Mさんの一日」と書いていますが、私は、このなかにケアが入っているとは思えません。これはただの業務です。

介護保険法には、「軽減または悪化の防止」と書いてあります。要するに、軽減は、おじいちゃん・おばあちゃんが元気になることで、悪化の防止は、維持することです。「それをきちんとしなさい」と書いているのに、自分の事業所に高齢者をかかえ込み、世話になる高齢者をつくるのは、悪くしているだけです。それで介護保険法で介護報酬をもらうのは、本来おかしくないかというところを、真剣に考えていきたいです。

一九六三年の老人福祉法においては、私ども介護職員の仕事のイメージは、療養上の世話でした。今もそれは入っていますが、二〇〇〇年の介護保険法できちんとフルモデルチェンジしているのに、これが仕事だと思い込んでいる人たちが、いまだにたくさんいます。自立支援をするのが仕事です。今は、二〇一〇年に地域包括ケア研究会ができて、地域包括ケアが介護職員の仕事です。私どもの仕事は、地域のデザイナーとなります。

　まず療養上の世話としての業務です。スタッフが花を見せたり、掃除をしています。これで「○○さんにしてあげるケア」になります。おじいちゃん・おばあちゃんは、世話になるという立場です。でも、介護保険（自立支援）の仕事をしなければいけない段階になると、一緒に掃除をしたり、「○○さん、すみません、一緒にお茶を入れてもらっていいですか」と言って、お茶を入れてもらってはじめて「ケア」になります。

　そうすると、私どもは「○○さんとするケア」を行う立場になって、おじいちゃん・おばあちゃんは、自分たちが役に立つと理解できる環境にいつも置かれます。そして、今は地域包括ケアなので、自立支援を地域へと広げていかなければいけません。室内でやっている掃除を地域の公園や神社ですれば、おじいちゃん・おばあちゃんは、地域の人から「ごくろうさま」と言ってもらえます。

　施設の庭で花を植えるとレクリエーションですが、公園や市民病院に行って花を植えると、おじいちゃん・おばあちゃんは、ボランティアをしていることになります。それをデザインするのが介護の仕事ではありませんかというのが、今現在の発想です。

認知症でも支えれば、ただのおじいちゃん・おばあちゃん

この写真は、おばあちゃんがかっぽう着を着て野菜を切っています。私どもの事業所では、これはレクリエーションの時間ではなく日常です。お風呂に入る時間も定まっておらず、一日のプログラムは決まっていません。ですから、これがいつでも行える環境であるのが、今の状況です。

（スライドを示しつつ）この表は、認知症サポーター養成講座のなかでよく使うものです。認知症には、アルツハイマー型認知症、脳血管性認知症、レビー小体型認知症などがあり、脳細胞が死んでしまう病気です。それによって中核症状が出てきます。短期記憶障害になったり、見当識障害で人がわからない、場所がわからない、時間がわからなくなったりして困っている人たちです。

今までの介護職員は、中核症状ではなくて不安症、うつ状態、幻覚、徘徊、興奮、暴力といった周辺症状に働きかけています。徘徊するから鍵を閉めておこう。弄便《ろうべん》するからつなぎ服を着せよう。幻覚・妄想を見ているから、薬を一服盛って寝かせておこう。それは介護ですか。それはただの支配・管理です。

私ども介護職ができることは、環境と心理状態を整えることぐらいです。そして、お年寄りの性格、素質、職歴をきちんと調べて、そこでコミュニケーションをとって、中核症状に働きかけます。

認知症の場合は、病気で困っている状況が「見えない」ので放っておかれます。そうすると、徘徊や暴言などの「行動」が出ます。だから、困っているお年寄りが「困ったお年寄り」にされてしまいますが、困っているお年寄りを困らないように支えてあげれば、ただのおじいちゃん・おばあちゃんです。

私どもの事業所に見学に来た多くの人は、この人が認知症だと、おそらく、はたで見ているだけではわかりません。それぐらい普通の人に見えます。このおばあちゃんは、普通に盛り付けをしていますが、うちを利用される前はごみ屋敷に住んでいました。地域の人との争いが絶えなくて、包括支援センターの人も追い返されるという状況で、私どもに相談が来ました。一年ぶりにお風呂にも入り、非常に元気で、にこにこ通ってきてくれます。

私が夜勤で皿を洗おうものなら、おばあちゃんたちが、「そこは男が立つとこじゃねえから、どけ」と言ってどけられて、おばあちゃんたちが普通に洗ってくれます。みなさん、介護度が付いている認知症ですが、自分たちがご飯を食べ終わったあとの食器の片づけをしています。誰も世話になっている顔をしていません。

このお父さんは、タイヤ交換をしてくれています。タイヤ交換をさせる事業所はなかなかありませんが、このお父さんは、もともと車の仕事をしていました。ですので、これぐらいのことができるだろうという判断がつきます。頼むと、「いいよ」と言ってやってくれます。元気なお父さんに見えますが、うちを利用する前は、家のあちらこちらでおしっこをして回って、家族が、バケツを持ってノイローゼみたいになってしまいました。信じられないと思いますが、事実です。

このお父さんが、このあと、ここにある丸鋸《まるのこ》を使って棚を作っている写真です。「認知症の人に、包丁を持たせたら危ないじゃないか」と文句をいう人は、認知症の勉強をし直したほうがいいです。

このお父さんは植木職人です。重い認知症がありますが、私どもの事業所に来ると、「いいよ、やってやるよ」と言って何でもやってくれるので、おばあちゃんたちに大人気です。われわれは認知症では困っていませんが、職員が、「この方は、まだ奥さんがいるんで」という話を毎回するのが大変です。

このおばあちゃんは、アイロンをかけてくれます。危なくありません。若い人がアイロンを持つほうが、よほど危ないです。みなさんが丸鋸を持つほうがよほど危ないです。なぜかというと、それが手続き記憶によるからです。記憶は、日本では大きく四つに分けられています。意味記憶は、これが「リンゴ」だとわかるというものです。エピソード記憶は、「旅行に行った」ときの記憶がそうです。手続き記憶は、手で覚えている記憶です。手は忘れません。プライミング記憶（priming memory）は、はじめにハンバーグの絵をよく見てもらったあとに、「子どもの好きなメニューは何？」と聞くと、答えにハンバーグが出やすくなるというものです。呼び水記憶ともいいます。

認知症の人は、意味記憶とエピソード記憶は障害されやすいですが、あとの二つは非常に残りやすく、ほぼ消えません。なので、私どもの事業所では、ここに働きかけることを意識して、ケアの提供をしています。

「おばあちゃんたちが野菜を切っていて、うちの事業所はアットホームですてきでしょう？」というのをアピールしているわけではありません。おばあちゃんたちの手続き記憶に働きかけることが一番のケアになると思っているので、これがいつでもできる環境をつくっています。だから、マニュアルなんかがあったら困ります。

正直いって、介護現場のマニュアルは、やることがすべて決まっているので、「マニュアル」どころではなくて「オートマ」です。マニュアルは、こうなったらこうしようときちんと決まっていますが、私どものケアではそれがありません。

このお父さんは、病院から退院してきて、もともと寝たきりでした。スタッフは誰も野菜を作った経験がなく、このお父さんは農家だったので、その言うとおりに野菜を作って、収穫できたときの写真がこれです。NHK（「おはよう日本」関東甲信越版コーナー、二〇一三年三月一九日放送）のカメラに向かって、「私も、これ、六〇年やってんから。底力っちゃあ底力」と言って、どや顔をしています。ディレクターが、月間賞をもらって喜んでいました。

これは、私どもの事業所のスタッフが作った資料です。プログラムがないので、即時性があります。いつでも何かができます。おばあちゃんたちと、「〇〇さんの所は、鶏がらのすいとんかい」みたいな話をしていたら、その場で、「じゃあ、今から買い物に行って、すいとんを作ろうか」と始まります。

一般的に多くの事業所では、「待って、今、稟議書を書くから」と言って、稟議書を書いて、「じゃあ、二週間後に」という話になります。二週間後に、「じゃあ、今からすいとんを作ります」と言っても、みんなぽかんとしています。やらせる側とやらされる側になってしまいます。その場でやると、おじいちゃん・おばあちゃんが主体的に動けるので、楽しいです。血流量が上がります。脳の血流量が上がれば、当然、せん妄は出ません。買い物から始まって、三〇分以上動いているので、心肺機能が上がります。だから、おじいちゃん・おばあちゃんは元気だし、寝つかなくて済みます。

デイサービスは、二〇一三年一〇月にやめました。これは、二〇一四年一〇月に小規模多機能に切り替えてからの介護度のデータです。名前、年齢、介護度で、一年経ったとき、多くの人が改善しました。八〇歳、九〇歳の人が、「介護度4」から「介護度1」に改善しています。悪化した人はいませんでした。介護保険の仕事は、こうではありませんか。

お年寄りを社会資源にしていく仕事

自立支援を地域包括化していく話です。これは、おじいちゃん・おばあちゃんが地域の公園の愛好会に登録していて、地域の清掃活動から花の植え替えまで全部参加してきます。お年寄りを被介護者にするのではなくて、お年寄りを社会資源にしていくのが、私どもの仕事です。

これは、先ほどのお父さんの畑で冬の野菜を収穫して、一二月の餅つきのときに、地域の人にけんちん汁を無料で提供します。公園で枝下ろしをした枝は全部ごみになってしまうので、もらってきて、全部割ってまきにして、それで煮炊きをします。

大きい畑ではアズキなども大量に作っているので、おばあちゃんたちが、収穫してきたアズキを使えるものと使えないものに分けて、使えるアズキであんこを炊いて、地域の人にあんころ餅を食べさせます。はっぴを着ているのが利用者です。待っているのは、地域の子どもたちやお母さんたちです。お餅を配っているのが認知症のおばあちゃんたちで、もらっているのは地域の子どもたちです。

こういうイベントは、お年寄りを楽しませようと思ってやってはダメで、お年寄りが地域を楽しませるためにやらないといけません。介護職は、そのための補助にいます。介護職が一生懸命餅つきの準備をしてはいけません。

（東京）ディズニーランドでいうと、オリエンタルランドがあって、キャストがゲストにサービスします。介護施設は、多くの場合、スタッフが高齢者にサービスしますが、私どもは、おじいちゃん・おばあちゃんとスタッフがキャストで、地域に対してサービスをしていこうと考えて取り組んでいます。

これは、一昨年（二〇一四年）の六月の結婚式の写真です。昨年（二〇一五年）一一月にも結婚式をしています。これまで女性スタッフ二人が、私どもの事業所で結婚式をしています。この結婚式にあたっての参列者は、おじいちゃん・おばあちゃんたちです。このドレスは、おばあちゃんたちが作ったものです。カーテン生地をミシンでワンピースに一生懸命作り直して、ブーケも作ってくれました。

ごみ屋敷に住んでいたおばあちゃんは、結婚介添人の仕事をしていたので、「こちらにどうぞ」と手を引いてくれるし、指輪もきちんと持って出てきてくれます。バージンロードを歩く役のお父さんがいて、合唱をやっていたおばあちゃんは、聖歌隊の指揮をしてくれました。そういうかたちで、おばあちゃんたちが、きちんとお祝いをしてくれました。ケーキもおばあちゃんたちの手作りです。四段ありますが、下二段は風呂おけが重なっているだけです。このあとガーデンパーティをしましたが、そのご飯も全部おばあちゃんたちが作ってくれたものです。介護職としては、たぶん非常に幸せです。

昨年の結婚式の動画を、映画会社が作ってくれました。フェイスブックに貼っているので、「あおいけあ」で検索して見てみてください。

信頼関係を築き、より良く生きるために

私どもの事業所の目標です。スタッフたちは、きちんと自立支援ができているかを確認しながらやっています。より良い人間関係の構築がトップゴールです。お風呂に入るのが目的ではなくて、お風呂に入ることによってその人との信頼関係を築くことが、目的です。「感情記憶を良くして、それを残していく」ことが重要です。お風呂に入ることが目的になってしまうのは、この時間にお風呂に入ることが、マニュアルでトップゴールになっているからです。

そうではなくて、その人との信頼関係をお風呂できちんと築ければ、次からの入浴は、きちんとうまくいきます。それをやらないで、お風呂に入ることがトップゴールになっているので、日

本の介護はよくないのではないでしょうか。

誰でも活躍できる居場所づくりをします。あの人はこうだからという言い訳をしないで、きちんと考えて、役割をもって動いてもらうことが大事です。

介護や医療のアウトプットとは、そもそも何でしょうか。「危なくないですか」と、よくいわれます。では、介護の目的は、けがをしないことですか、かぜをひかないことですか。医療の目的は、健康になればいいのですか。違います。介護も医療もあくまで道具であって、アウトプットは、クオリティ・オブ・ライフとクオリティ・オブ・デスです。その人がより良く生きるための手段であって、健康になること、けがをしないことが目的ではありません。それをきちんと考えて提供しないと、何かを間違います。

第IV部

ケアにおける変化を見える化し、評価するツール

人らしさとは何でしょう。人間はただ生まれてきただけでは人間になれません。誰かから必要とされ、「あなたは人間です」「あなたは大切な存在です」と尊重されることによって、初めて人間らしさを獲得し、人間の社会に属することができるのです。私たちの眼差し、言葉、手によって、その人は自分が唯一の存在と感じ、自分が尊重されていると感じることができます。ユマニチュードとは「あなたは私と同じ価値をもっています」と相手に伝える一貫した哲学とそれを実現させる技術です。私たちは、この技術を情報学的に分析する研究を専門家とともに始めています。

——イヴ・ジネスト（二〇一七年三月五日　京都大学こころの未来研究センター「孤立防止のための自助・互助強化プログラム開発」シンポジウム・認知症ケアを問い直す：人間らしくあるということ—ユマニチュード—）

第四回の市民公開講座のシンポジウムは「ケアの科学的分析と実践」をテーマにしました。ケアの現場でよく起こる困った状況をユマニチュードはなぜ解決できるのか、について、情報学の専門家との共同研究を進めてきましたが、ケアの様子を撮影したこれまでの膨大な量の映像分析から、同時に複数のコミュニケーションモード（要素）を用いてケアを実践するマルチモーダル・アプローチと、すべてのケアを五つのステップに分け、一つのシークエンスとして完成させることが、よいケアの実現のための鍵となることがわかってきました。つまり、優しさを伝える技術・ユマニチュードは客観性のあるコミュニケーション要素の組み合わせによる再現可能な技術であり、この観点からより確実にケアを学ぶことができると私たちは考えました。

今回のシンポジウムでは、この技術を誰もが学べるようにする環境をどのように構築していくかについて考えることにしました。映像の分析でユマニチュード・ケアのマルチモーダル性を可視化することに成功した静岡大学 情報学部の石川翔吾先生、情報技術を用いてケア技術を双方向的に具体的に教え、学ぶコーチングソフトウエアを開発したデジタルセンセーション株式会社（当時。現・株式会社 エクサウィザーズ）の坂根裕さん、これらの情報技術をケアの現場で役立てている医療法人社団 東山会 調布東山病院の看護師安藤夏子さんにお話をうかがいました。

（本田美和子）

第四回市民公開講座「ユマニチュードという革命」
テーマ：ケアの科学的分析と実践
会期・会場：二〇一六年八月七日 上智大学 一〇号館 講堂

認知症情報学から考えるケア分析

石川翔吾

ケアの効果とは何か

これまで、医療に関して、「根拠に基づく医療」（EBM：evidence-based medicine）が進められていて、そのおかげで医療がどんどん発展していったということは間違いない事実です。それが発展した一つの大きな要因だと私が考えているのが、何か医療的な働きかけ、例えば投薬をすることであったり、何か処置をしたりする、手術をすることでもいいですが、そういったことと原因疾患が改善するという効果の関係がすごくわかりやすいからです。誤解を恐れずにいうと、現象を単純に整理することがevidence-based medicineの発展に寄与したと、私は理解しています。

一方でケアですけれど、実は、evidence-based care という言葉はあります。ただ、今までの医療の枠組みのなかで、ケアをどのように根拠に基づいてやっていくかということに、方法論がないのが現状です。どこまで表現していけばいいのか、何をしたというところまでを「ケア」と呼べばいいのか、その辺の線引きが難しいのです。

ケアの効果も曖昧です。例えば認知症を例に挙げれば、アルツハイマー型認知症になると、原因疾患である脳の萎縮は治りません。すなわち、ケアによる働きかけが脳の萎縮を治すという効果はないのです。だとすると、ケアの意味は何だろうということになります。ですから、ケアもその効果も複雑で評価が困難であるのが現状かと思っています。それをとてもうまく行っているのがユマニチュードだと、私は理解しています。

今日の基調講演で、ジネスト先生がとくに重点を置いて説明されていたのが哲学であり、人とは何かとか、ケアする人は何かということだったと思います。つまり、本人がどういう状態でありたいか、その人にとって何が心地良いのかということを考えるのがいわゆる哲学にあたり、そのためにどんな働きかけをしたらいいのかということを、ユマニチュードでは「技術」と呼んでいます。どういうふうに「見たら」いいのか、どういうふうに「話したら」いいのか、どういう「触り方をしたら」いいのか、たくさんいろんな技術があるというのが特徴的です。

映像を用いてユマニチュードの効果を見える化・数値化する

私どもは情報技術屋ですので、そうしたケアの技術に即したシステムを開発してきました。私どもと相性が良かったのは、本田美和子先生たちがもともとそういったケアに関するエビデンスを残していて、みんなにどういうふうに広めていこうかということを一生懸命試行錯誤していたところにあります。具体的には、映像をエビデンスとして撮っていました。私どもは、そうした映像のなかで何が起こっているのかということを表現する技術をもっているので、お互いの方向性が一致し、研究が発展していったというところが大きいです。こうして、映像に対して何が起こっているのかということを表現し、数値化していくことが、私どもの研究でできるようになってきました。

具体的にケースを見ながら、私どもがどういうふうに分析していったのかということを、みなさんと一緒に考えたいと思います。

ユマニチュードのテクニックを使ってケアをするという場合と、ユマニチュードを学習せずにケアをしているという場合の違いを、まずは「働きかけの技術」という視点で見てもらおうと思っています。

今日紹介する映像は、関東にある特別養護老人ホームで撮ったものです。映像が流れると見覚えのある方もいると思いますが、これはＮＨＫの「クローズアップ現代」（二〇一六年二月三日放映、「介護の中身をオープンに――ハイテク理論が現場を変える」）で流した映像と同じです。これから見ていただく映像は二つあって、一つは、高齢者に対してまだ介護経験の浅い方がケアをしたときの映像で、もう一つは、ユマニチュードのインストラクターが働きかけているものです。高齢者は、八三歳、女性のアルツハイマー型認知症の方で、どちらの映像も、同じ方に対してケアを行っています。

ここで一つ補足をしておくことがあります。ユマニチュードのインストラクターは、「ちょっとここでケアをしてください」と招かれて、いつもと違う環境の中でケアをしているという点に考慮しておく必要があります。そういう状況のなかでも、技術を使えばいかにうまくできるかということを見ていただきます。

分析の視点――「見る」「話す」「触れる」と「包括性」

最初に、どういうふうに分析するかという分析の仕方の視点を少しお伝えして、それから映像をご覧いただきます。情報学的なポイントがいろいろありますけれど、そういうものは今回は省きます。大体のポイントは、例えば「見る」でしたら、相手との距離が二〇cm以内で、正面から見られているか、ということです。「話す」というのは、ネガティブな言葉を使わずに、相手に向かって話しているか。「触れる」というのは、親指を使わずに、手のひら以上の面積でゆっくり触れているか、ということです。

もう一つ、「包括性」という視点があります。これらの技術を一つ使うだけではダメで、必ず二つ以上使うことがユマニチュードでは重要なポイントです。

簡単に映像の見方を説明します（第Ⅱ部、42頁の図2－1参照）。横軸は時間軸です。この画面では示していませんが、「包括性」の項目があり、これは「見る」「話す」「触れる」を二つ以上使っている部分（ブロック）について、「灰色」で強調して示すものです。以下、「見る」「話す」「触れる」の順で、ユマニチュードの技術ができている部分（ブロック）は「ピンク色」で表示されています。つまり、「見る」「話す」「触れる」の技術を使っている場所、さらにそれを包括的に使っている場所が描かれることになります。簡単にいうと、このピンク色と灰色が出てきていれば、ユマニチュードのテクニックを使っている場面だと解釈してもらって結構です。では、早速見ていただきましょう。まだ経験の浅い従来型のケアからです。

（映像開始）

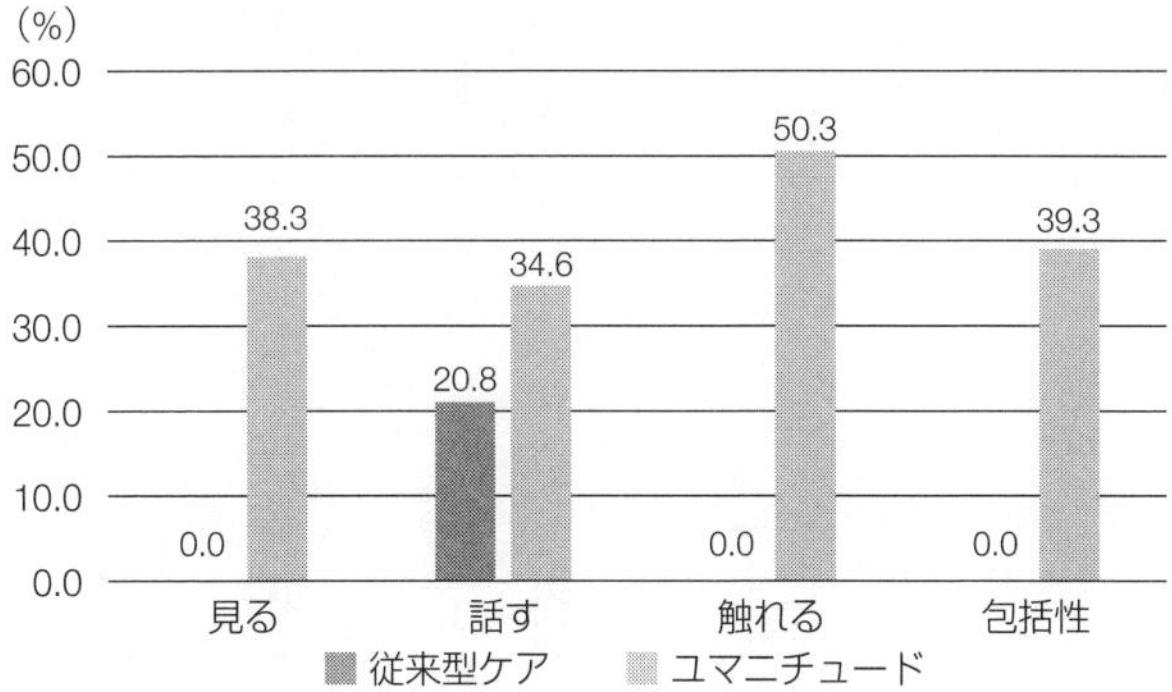

図 4-1　従来型のケアとユマニチュードの比較

映像は、若い介護従事者が高齢者へ口腔ケアをしている場面です。

「見る」「触れる」というのがまったくなくて、たまにぽつぽつと相手に対して話しかけているという状況であることがよくわかるかと思います（図4－1：濃いアミかけグラフ）。介護従事者が、高齢者の手の上に自分の手を置いて、嫌がるのを上から押さえつけてしまっているような様子も、この映像でよくわかるかと思います。

（映像終了）

次にユマニチュードのインストラクターが同じ高齢者に対して口腔ケアを実施している場面です。これだけでも違いがはっきりわかると思いますけれども、包括的に、「見る」「話す」「触れる」技術を使っています（図4－1：薄いアミかけグラフ）。

（映像開始）

ケアはまず、「出会いの準備」から始まります。関係性をつくるときは、できるだけ濃密なコミュニケーション、「見る」「話す」「触れる」の技術を使って働きかけているのがよくわかると思います。これがあるおかげで、次のステップにだんだん進めるようになっていきます。

先ほどの基調講演でジネスト先生とマレスコッティ先生も言われていますけれど、「立つ」ということもとても重要で、インストラクターがケアをする間、この方には立っていただき、洗面台まで行って、それから歯磨きを行います。ただし比較のため、今回はその部分を少しカットして、歯磨きをするところのみを単純に比較しています。

働きかけに少し注意していただくと、名前を呼んだときにすぐ返事をしたり、「お口を開けましょう」と言ったときにすぐ口を開けてくれたりといったことが、関係性を築いたことによってできてきているのがよくわかると思います。

そして、ユマニチュードのもう一つの基本である「五つのステップ」つまり、すべてのケアが五つの手順から構成されることもこの映像でよくわかります。ケアが五番目のステップ「再会の約束」で終わっていますね。ここでも「見る」「話す」「触れる」技術が同時に使われています。

（映像終了）

ケアを受けた高齢者からとてもポジティブな反応が出ているのがよくわかります。これは、インストラクターがとても優しい人だからということではなくて、見る技術、話す技術、触れる技術を同時に使うことをちゃんとやっていたということを示す結果です。ですから、初学者がそういったことをいかに教えられていないかということも、「見る」がゼロであったり、「触れる」がゼロであったりするということからも、わかります。

ポジティブな反応へと働きかけ続けることの大切さ

こういった評価によって、どういう働きかけをすることが大事かということが一つ、見える化するわけです。では、それが高齢者にとって本当にいいことなのかということを、これからまた事例を使って少し見ていきます。そのために、また少し違う事例を用意しています。同じ特養の方ですが、先ほどとは違う女性で、この方のほうが高齢です。この方もアルツハイマー型認知症です。

介護をする方は、そのフロアで経験豊富なサブリーダーです。また、比較対象となるユマチュ

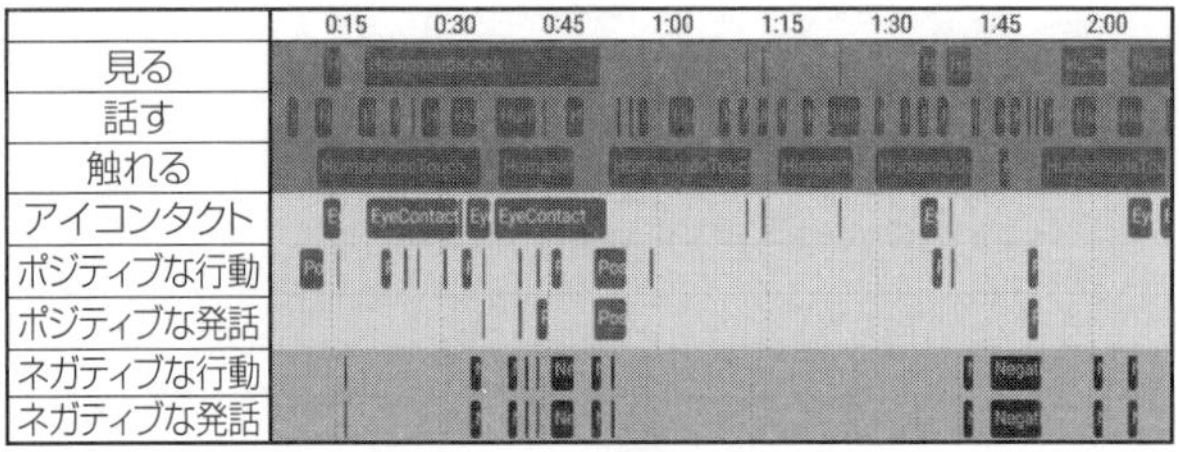

図 4-2　感情に着目したケアと高齢者の反応の関係

ードのインストラクターも先ほどとは別の方です。高齢者との関係という点に少し着目していくにあたり、まずはわかりやすいところから表現してみることにしました。

働きかけが良いと、おそらくポジティブな反応がとてもたくさん出るであろう。働きかけがあまり十分ではない、つまり、技術を使っていないとネガティブな行動が多く出てくるであろう。それを非常にわかりやすい指標で分類しました。例えば、笑いがあったりとか、感謝したり、楽しくて「わー」と声を出す感嘆であったり、うなずいたり、拍手をしたり、握手をしてくれたりという、私どもが見ても、これはポジティブであろうと考える行動を、ポジティブと大ざっぱに分類しています。

一方、例えば、「嫌だ」、「痛い」といったネガティブな発話や、ケアを拒否するといった攻撃的でアグレッシブな行動を、ネガティブな行動というふうに分類しました。

ちょっとごちゃごちゃしていますが、色で少しわかりやすくしてあります（図4－2）。先に説明したとおり、上の「ピンク色」のブロック（図では濃いアミかけ領域の中）は、どういうふうに働きかけているかという部分です。つまり、ピンク色が多いと、その技術を使ってたくさん働きかけているということになります。その下の「オレンジ色」のブロック（図では薄いアミかけ領域の中）は、高齢者が発話とか行動でポジティブなフィードバックをしたかを示し、一番下の「青色」のブロック（図ではやや濃いアミかけ領域の中）は、逆にネガティブなフィードバックをしたことを表しています。

今までの流れで考えてみると、おそらく、図4－2の上部三つのピンク色の部分が少ないと、下部の青色の部分がたくさん出て、逆にピンク色の部分が多いと中間部のオレンジ色の部分がたくさん出てくるという関係になります。早速見てください。

（映像開始）

車椅子で移動して、ベッドに戻るシーンです。

従来型のケアでは、とくにネガティブな言葉をかけているわけではありませんが、「見る」、それから「触れる」ということができていませんし、相槌《あいづち》的な、場をうまく収めようという姿勢がよく表れているかな、と見受けられます。その結果、やはりピンク色の部分が少なくて、青色部分がたくさん出てきています。一方、ユマニチュードのインストラクターによる場合がどうなるかを見てみます。

（映像終了）

（映像開始）

インストラクターが高齢者をベッドから車椅子に移乗して、歩く介助をするシーンです。先ほどの映像との差は一目瞭然かと思います。ぱっと見てよくわかるように、ピンク色が濃密なときには、相手からの反応もそれにただちに応えるように出てきます。

（映像終了）

今のケアに対して、相手がどういうポジティブな言葉とか行動で反応したかについて、単純に回数をカウントした結果があります。従来型の場合は残念ながらゼロ回ですが、インストラクターの場合は、三四回もポジティブな行為が出てきました。一方で、ネガティブな行為は、従来型のケアでは、今、映像でみなさんが聞いたとおり、「痛い」とか「嫌だ」といった言葉が一二回出てきましたが、インストラクターによる場合は五回と少なかったです。

ここでお気づきかと思いますが、インストラクターの場合でも五回はネガティブな行動が出ます。ただ、そういった場合にも、たえずポジティブなところにうまく働きかけ続けるということがよくわかる例を少しお見せします。

（映像開始）

立ってもらおうとしたときに、いったんは拒否され、座ってしまいます。そこで、別のコミュニケーションをすぐに行いポジティブのスイッチを入れ、立って歩いてもらう、ということをやるわけです。

（映像終了）

何が起こっているかというと、ネガティブな反応が出たときに、ちゃんとその状況を理解して、ポジティブな方向に働きかけて、その人ができるだけポジティブでいられるように、その状態を脳に刺激し続ける、ということです。良い情報を常に流し続けるということを、状況に合わせてうまく行っているのがよくわかります。

ケアの科学の発展

最後に、「これから」を見すえて少しまとめます。研究を二年やってきて、まだまだわからない部分はもちろん、それこそジネスト先生やマレスコッティ先生の頭のなかに埋め込まれている知識も膨大にあって、全然表現できていません。そういったことについて、これからもどんどん分析を進めていき、長期的にかかわっていくとどうなっていくのかということについても検証していきたいと考えています。

今、みなさんにお見せしたものは、映像を使い、それを観察してデータを作ってきたものですが、最近はそういった行動の認識技術が非常に発展しています。みなさんが耳にするような人工知能とか、画像認識とか、音声認識とか、いろんな行動認識技術がたくさんありますが、それらをうまく使いながら工学的にも発展させていきたいと思っています。

最終的には科学として、どんどん膨らませて広げていきたいので、それが現場で活用される仕組みをみなさんと一緒に考えていけたらいいなと思っています。

IT技術をケアの学びへ

坂根 裕

現場を学んでから物づくりをしたい

まず、弊社の紹介と自己紹介をします。会社名は、デジタルセンセーション株式会社（二〇一七年一〇月より株式会社 エクサウィザーズに合併）です。「ユマニチュードの会社ですよね？」と、よく質問を受けるのですが、当社は静岡大学情報学部発のITベンチャーで、二〇〇四年一〇月に設立し今一三期目です。主な事業はソフトウエア開発で、一見ケアとは無縁な世界です。

静岡大学では、さまざまな観察研究を実施しており、高齢者に関する研究も実施していたことから、二〇一四年の夏に本田美和子先生からユマニチュード研修のお話をいただき、二〇一四年八月に、ジネスト先生と初めてお会いしました。夏ということもあり半ズボンというラフな格好でご挨拶にうかがうと、ジネスト先生から「私の格好と同じだよね！」とお言葉をいただいたことを覚えています。体型も似ていることから（?）、以後仲よくしていただいています。

次は自己紹介です。大阪人です。静岡大学情報学部の助手として六年ほど勤め、会社設立当初は兼業していたのですが、指導学生が社員になり社員数が増えてきたため、大学を辞し社長専業となりました。父の影響で三歳からプログラミングしていました。四〇年近く、ジネスト先生たちがユマニチュードを育ててこられたのと同じ期間、キーボードを叩いてきたという感じです。

ＩＴは、どんな現場でも支えることができる稀有な技術です。しかし、エンジニアは現場のことを深く知らないまま物（システム）を作ることがあります。そういうプロジェクトは、よくトラブルになります。私たちは、何よりもまず現場に行き、現場を体験してから物づくりを進めるという考えのもと仕事をしてきました。実は現在、ユマニチュードのインストラクター育成研修を一〇週間行っている最中です。現場を勉強するつもりで、「研修に私も参加したいです」とお願いしたところ、がっちり育成メンバーに組み入れていただきまして……。一日八時間の講義や実技など、コンピューターに触れる時間もないくらい激しく修行中です。いま九週目ですので、あと一週間です。

本発表が他の発表と少し異なるのは、ジネスト先生とマレスコッティ先生の話は、ユマニチュードの哲学と技術、石川先生は分析評価、安藤さんは実践の話と、いずれもユマニチュード自体の話であるのに対して、私の話は、どちらかというとビジネスもしくはＩＴプロダクト視点の話ですので、「ユマニチュードの普及」に関する話題がメインとなることです。ケアの学びに関する技術の設計思想と、現状はどこまで進んでいるのかということを説明できればと思います。

講演のタイトルは、「ＩＴ技術をケアの学びへ」です。ＩＴによる学びの支援であり、ＩＴでケアを自動化するという話ではありません。私はＩＴ会社の代表ですので、「囲碁も将棋もＡＩがプロに勝てたのだから、そのうちケアもＡＩがやればいいのでは？」と、少し意地悪な質問を受けることがあります。ＡＩも含めた情報システムが、ケア現場で本当に役に立つためには、超えなくてはいけない壁がいくつかあります。ＡＩは、囲碁や将棋の世界ではうまくいっていますが、それには二つのポイントがあると思っています。一つ目は、目指すゴールが明確だということです。スポーツやゲームは、相手に勝利することが明確なゴールです。一方、ケアはゴール設定が単純ではありません。時間内にケアが終わればよいのか、ケアを受ける人が拒否しなければよいのか、完全なゴールはないけれども目指すべきゴールはいくつもあるといった印象です。

二つ目は少し難しいのですが、「活動全体を表現するデータがある」ということです。囲碁や将棋ですと棋譜があり、どういう手を双方で指したか記録されています。ケア現場では、ケア内容やそのときの様子などを記録したドキュメントがあると思います。しかし、それは記録者の主観で要約されているため、偏りがあることは否定できません。どんな介入を行い、その結果相手がどのように反応したかなどが記録されていないと、そのデータからシステムが現場を知ることができません。

これら二つの課題に取り組まなければ、AI搭載のロボットにケアを任せられるということは絶対にないでしょう。以上のことから私たちは、現場を支えているケアする人たちの支援を第一目標にしました。人の支援を続けるなかで、将来的には適切な現場データを収集し、現場で役に立つ情報技術を実現できればよいと考えています。

動画を交換して行う「直接的な」個別指導

日本国内では国立病院機構 東京医療センターが中心となり、二〇一五年一月から研修会を実施してきました。まずは現場でケアの仕事をされている専門職の方に限定して研修を実施しています。コースとしては、ユマニチュードの基本を知るための二日間コース、施設内でリーダーとなり普及活動を進める人材を育成する一〇日間コース、それらのフォローアップコースなどがあります。現状は、受講生に研修会場にお越しいただき受講いただくスタイルで進めています。

研修後のアンケートやヒアリングでお聞きすることでよくあるのは「二、三人で来て学び、すごくやる気になり帰るがうまく広がらない。同僚に理解してもらえない。『何でノックするの?』とか、『時間がかかり過ぎるよね』と言われる。うまく説明ができず自身も続けることが困難になる」などの意見です。また、「一〇日間学び一生懸命実践しているが、自身の技術が正しいか徐々に自信がなくなってきたので確認してほしい」という意見もありました。

研修のフォローアップをしないと、自己流ユマニチュードになることや、諦めて実践をやめてしまうなど、大変残念な状況になりえます。私たちは、単に研修を行うだけでなく、現場にユマニチュードの哲学と技術を根づかせ、困っている方にお届けしたいという強い気持ちがあり、二つの対策を考えています。

一つ目は、研修会場に受講生を集める研修ではなく、導入先の病院や施設で行う研修とします。日本以外ではこの研修方法が主流です。このスタイルでは、一度に大勢の研修生に指導できないため、規模拡大するには一定数以上の指導者数が必要となります。現在インストラクター育成を行っているのはこのためです。二つ目は、指導の効率化という観点から、インターネットと動画の技術を活用し、指導者と研修生が異なる場所にいてもネット経由で指導できる仕組みです。

現在実施している一〇日間の研修コースでは、最初五日間で基本となる講義を行い、次の一カ月間は所属病院や施設に戻り実践していただきます。そして、次回研修までに自身のケア動画を撮影し持参していただきます。第二期の研修は三日間あり、そのなかで持参いただいたケア動画を見ながら、ケア内容について議論しその方に適した個別指導を行います。その後、さらに一カ月間実践を積んでいただき、第三期の二日間でまた同じことを行います。この動画による振り返りは、学習効果が高く「すごく勉強になる」と多くの方がおっしゃいます。

ここまで話をすると、「よくあるeラーニングですよね?」といわれますが、通常のeラーニングとは少し違います。学びもしくは指導は大きく二種類あると考えています。今、私はみなさんに一方的に話をしています。この間、とくに質問を受け付けることもありません。指導者は情報を一方的に発信し、受講生は受け取るのみのスタイルです。もう一つは、書道や絵画、スポーツなど、学習者の実践を指導者が見つつ、その場その場で必要な指導を行うスタイルです。道場的なコーチングのスタイルです。これは、一対一の指導になることが多く、効率性の観点から規模拡大が困難であるという問題もあります。動画で指導といっても「何をやっているのだろう」と思われると思いますけれど、直接見て指導しているのと同じような感覚を、インターネットで動画を交換しながら行う技術を実現しようとしています。

IT技術者向けに説明するとしたら、私たちは、動画を観ながら動画を撮る技術、つまり再生と録画を同時に行う技術を開発しました。近年のPCやスマートフォン、スレートは、動画を見るためのスクリーンとモニター、動画を撮るためのカメラとマイクを備えています。これらを同時に利用しているのです。実は先ほど、一緒に研修を受講している仲間にシステムを使ってもらい、指導をしているような動画を撮影しました。

ケア動画を用いたコメントシステムの実際

（スライドを指しつつ）今、彼が見ているのは、研修生のケア動画です。実は、ここに登場する介護者は、私が最も尊敬するインストラクターの一人である盛　真知子さんです。研修生が盛さんのケアにコメントするなんて困難な感じがしますが、ここはデモということでお許しください。コンコンコンと扉をノックして入室します。この動画はサンプル用の動画ですので、わざとコメントを入れやすいように演じていただいています。入室すると、被介護者役の方が座っています。

指導者役の彼は、「二人の距離が少し遠いな」と感じました。そこで今、画面上のボタンを押しました。その後、彼は動画を指さしながら、「目線は合っているけど、距離が遠いよね」と動画に話しています。動画の片隅に指導者の顔が小窓で表示されています（図４－３参照）。

私は今、スライド上の動画を指示しながら話をしています。このシステムでは、動画の外に指導者が立ち解説するのではなく、動画の中に入り込んで解説をすることになります。このシステムでは、コメント入力が完了すると同時に、コメント動画が新たに生成されます。こちらの動画が、新しく生成されたコメント動画です（図4－4参照）。ケア動画を送付した研修生へは、ネットを介してコメント動画が共有されます。このように対面指導のような細やかな指導が、動画交換により実現できるのです。ケア動画を全部観た後、撮影機材を準備してコメントを撮影するのではなく、動画を見ながら「ここは素晴らしい」、「あそこはダメだ」と突っ込みを入れていきます。それだけで指導できるようになります。

このシステムには、もう一つ特徴があり、こちらの動画ではもう一人のインストラクター研修受講者が登場します。仮に、彼らの名前をヤスタケさんとタニさんとします。ヤスタケさんがコメントしたものに対して、タニさんが、「いやいや、もっとこう言ったほうがいいよ」といったふうに、追加のコメントをしたい場合、ヤスタケさんがコメントした動画に突っ込みを入れます。

ヤスタケさんが今、「少し遠いよね」と言っていますが、「それも重要だけど、そろそろ触れたほうがいいよ」と別観点のアドバイスをタニさんがしています（図4－5、図4－6参照）。そうすると、新しい指導動画ができます。これらの動画を適切に共有することで、さまざまな専門家がコメントできるシステムが実現できるのです。

今のデモでは単純に指導でしたが、例えば、ジネスト先生がフランスで見てコメントを入力す

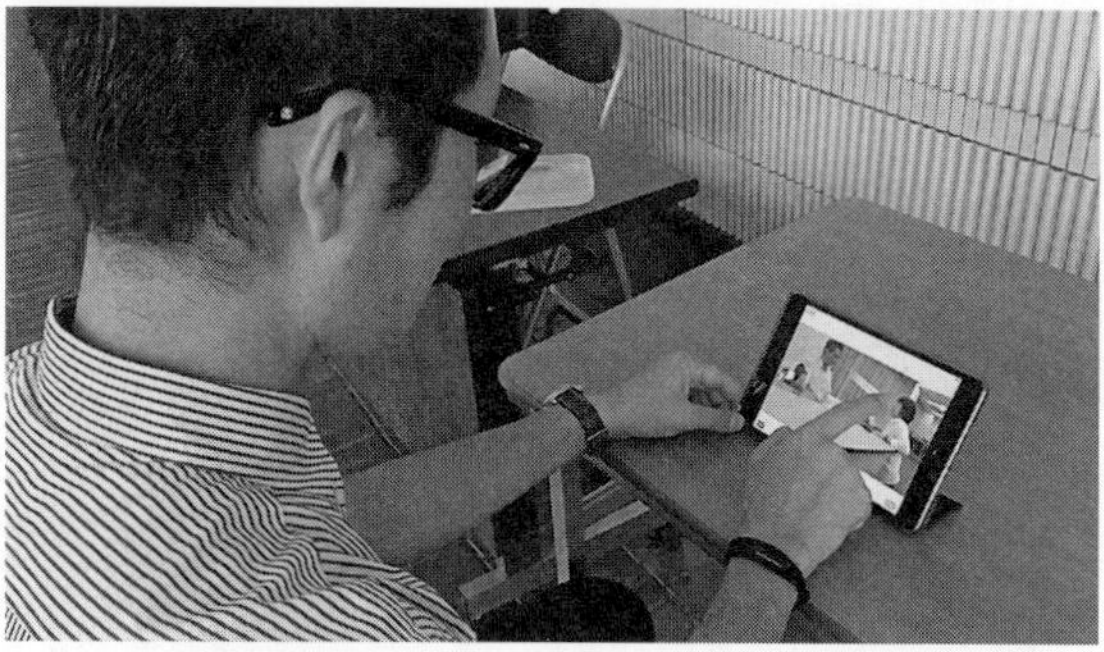

図 4-3　指導者が「ケア動画」に指で直接コメントを入れる

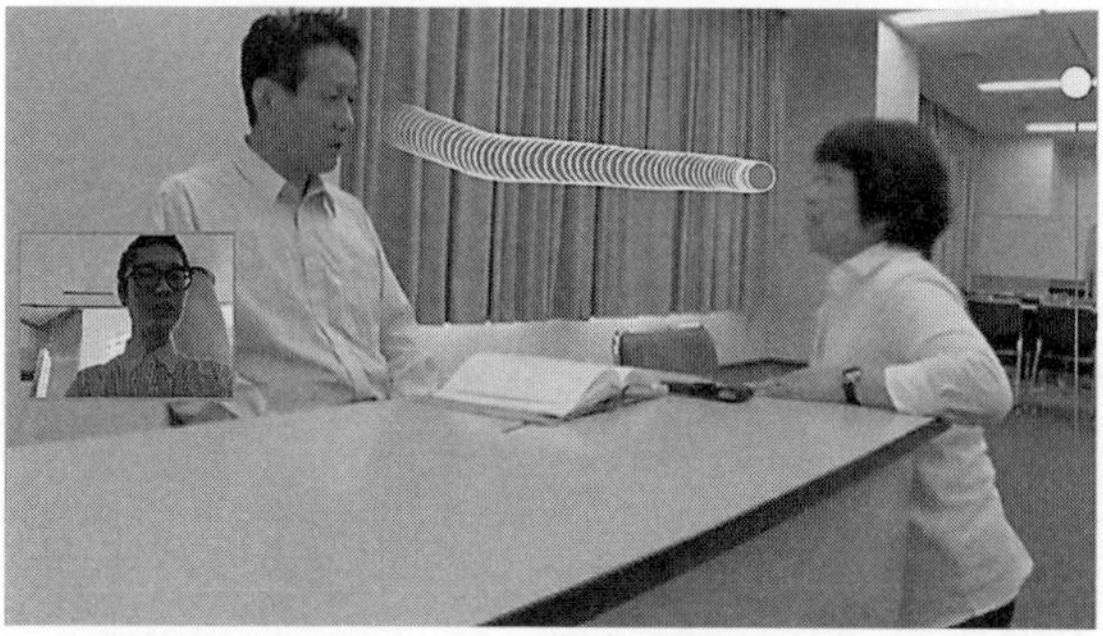

図 4-4　生成された「コメント動画」は研修生と共有される

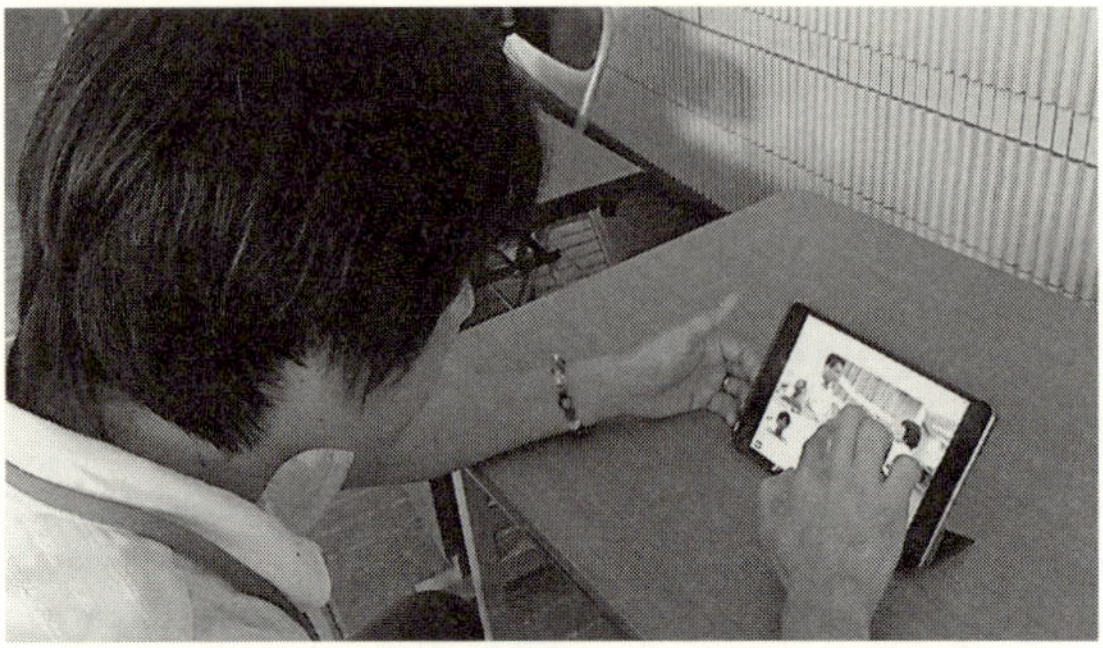

図 4-5　共有された動画に別観点からコメントを入れる

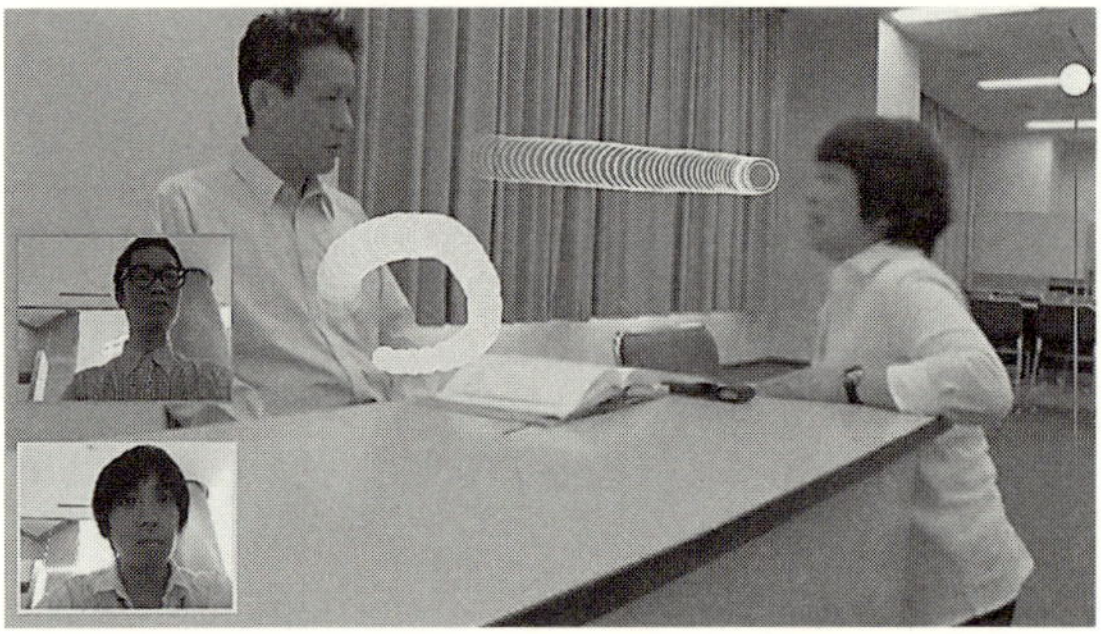

図 4-6　複数の観点からコメントが入った動画の生成

るとします。もちろんフランス語です。通訳の方にも同じシステムを利用していただくと、フランス語のコメント動画を訳すことで国境を越えた指導が実現できます。

このように考えると、システムを利用するためにキーボードやマウスは使いたくないですよね。コメント入力は直観的なインタフェースにすべきです。

カメラ画像を動画上に表示することで、指導者の表情や身振り手振りといった様子を知ることができます。これにより、文字や音声だけでは伝わらない、詳細なニュアンスを伝えることができます。指で指示している場所には線が引かれますので、何について説明しているのかすぐ理解できます。こういった指導がすぐに教育コンテンツになるのです。実践動画と指導動画を共有することで、教育効果の高い資産が蓄積するという点も大きなメリットとなります。

システムの挙動について簡単に説明します。ケアを撮影し、その動画をアップロードします。そうすると、指導者たちに一斉配信されます。指導者が空いている時間にコメント入力すると、その指導動画はすぐに共有され、受講生が閲覧できるというシンプルなものです。指導者と受講生が一堂に会する必要はなく、相互に空いた時間でコメント入力するだけであるため効率的です。遠隔かつ非同期での指導が特徴なのです。

野球やサッカーなど、プロ選手の競技動画を見るだけで上達するということはほとんどありません。ただ知識だけを得ても、実践可能な技術が向上するわけではありません。体験を通した学びと理解が大切なのです。実践してみて、「ここがダメでしょ」といわれる。階段を一段ずつ上っていくのがコーチングでの学びです。多くの初学者は同じ所でつまずくので、実践から次のステップへ至る気づきを適切に与えられることができれば、効果的な学びの場が実現できます。ですから、ジネスト先生のケア動画だけを何時間見つづけても、ジネスト先生のレベルには到達できません。しかし、自分が実践したケアをジネスト先生に専属で指導してもらえると、より短期間でミニ・ジネスト先生にはなれるでしょう、ということです。

一〇週間研修を受けて気づいたこと

発表時間がなくなってきましたので、最後にもう一つだけ。私は一〇週間ユマニチュードインストラクターの育成研修を受けました。楽しかったけれど、本当に大変でした。病棟実習へ行く直前に、盛さんから、病棟実習で着る服をプレゼントしていただきました（図4-7参照）。着てみたときの研修生みなさんの感想が、「ああ、こういう先生いるよね……」という、なんだかとても微妙な反応でした。そういう格好した人が病棟に行くわけですよ。そして、どうしていいのか何もわからず、ただ固まっているわけです。当然ですが、研修生の中で一番ふがいなく異質な存在でした。唯一よかったことは、完全な素人であるがゆえに、病院や施設の常識や制約に影響

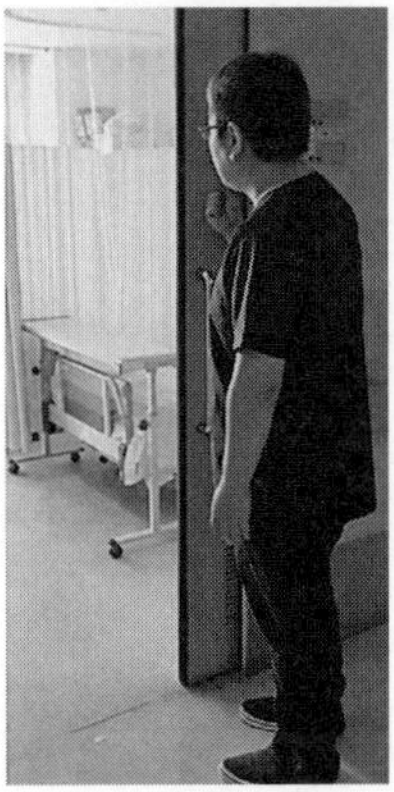
①ノックしたら大抵気づいてくれる。
②かなり近づいてものけぞらない。話しかけると何かしら（微味微妙でも）反応がある。
③寝ているときより、座っているときの方が反応がよいことが多い。歩いた後はより良いことが多い。
④真横から話しかけても、まったく気づかれないことがあった。
⑤覚えてないけど「懐かしい」。
⑥食事に虫が入ってるから食べないと言われた。
⑦空腹でも、ある条件で食事が終わる？

図 4-7　10 週間の研修（講義と実習）を受けて学んだこと
素人（筆者）が学んでも、ユマニチュードの効果は体感できる。

を受けず、病棟をさまざまな視点から観察できたことです。ユマニチュードでは、ケアする人のみでなく、ケア現場自体の成長を求めることがあります。これまでの常識をいったん横に置き、純粋な思考で状況分析できなくてはいけません。私がこの一〇週間の研修で感じたことを説明します。あくまで私個人が経験し感じたことですので、その点はご了承ください。

一番目は、ノックをしたら大概の方は驚かず音のする方を見てくださるということです。ノックする場所をだんだん近づけていくと、大抵何かしら反応があります。この事実はすごく驚きでした。

二番目は、話しかけると、「うー」とか、目がわずかに動くとか、何かしら反応が返ってくることです。反応がまったくない人のほうが少ないと感じました。

三番目は、寝ているときに一生懸命話しかけても目はあまり開きませんが、座ってもらうと少し目が開くということ。立って歩いて、帰ってきたあとに話すと、結構ぱっちり目が開いていて、すごく反応が良いのも驚きでした。

四番目として、真横から話しかけてもまったく気づかれません。講義で習いましたが、自身で体験すると「本当に気づかないんだ！」と大きな衝撃を受けました。

五番目は、私の名前をすぐに忘れてしまわれるような状態の方のケアをしたときの話です。数十分前にご挨拶した私の名前はまったく記憶になさそうでしたが、私がその方の隣で「盛さん」と名前を言ったときに、その方が「ああ、懐かしいね」とおっしゃいました。覚えていないけど懐かしい。その名前を聞いたときに、「ああ、懐かしい」というのは、おそらく、週に一回会う盛さんとのかかわりをポジティブなものとして感情記憶で覚えているからだろうなと感じました。

六番目は、食事を食べない人についてです。ある皿に絶対手をつけなくて、どうしてだろうと思い、「なぜ食べないのですか？」と聞いてみました。すると、「虫が入っている」とおっしゃいます。もちろん虫など入っていません。私が「虫？　どこですか」とお聞きすると、お皿の柄を指して「虫だ」と言われました。なるほど、その人にとってみれば、虫の入っている皿の料理だから手はつけないという話です。お皿を無地のものに換えたら食べるかもと思い至ったらすぐ試してみたくなりました。結果として、それでもなぜか食べていただけませんでした。失敗した理由に気づいたのは研修から帰ってからです。「これで食べていただける！」と興奮していた私は、その方の目の前でお皿を取り換えたのです。まぁ、それはダメですよね……。虫の付いている皿をさっと払い「はい、どうぞ」と言われたら、私でも食べません。

最後の七番目です。一〇〇歳の女性の食事介助をしました。最初に、「この方は、好きなものだけしか食べないです」という説明を受けていました。しかし、実際に見てみると、好きなものだけを食べている感じではないなと感じました。その後突然箸を置き、本当に電池が切れた感じで、ふっと下を向いて終わってしまいました。「あれ？」と思い、「もしもし」と声をかけると、またぱっと顔が上がります。「お手伝いするから食べますか」と言うと、「食べる」とおっしゃいます。無理やり食べさせているのかなと思ったので、「おなかいっぱいですか。やめますか」と言ったら、「食べる」と言われました。

これは私の仮説ですが、そのとき感じたのは、もしかしたら「好きなものだけを食べた」のではなく、何かの理由で、彼女のなかで「食事が終わったと理解した」のではないかと。だから、箸を置いて食べるのをやめてしまった。箸を置いてしばらくすると、食事をとっていたという目的も忘れ動かなくなってしまった。おそらく、食事の提供の仕方とか、見せ方など、何か工夫をすると、この人はあまり介助をしなくても最後までご飯を食べていただけるのではないかと思いました。

私は、実習を通して本当にたくさんのことを学びました。もし自分が毎日この方とかかわり合うのであれば、次はああしてみよう、こうしてみようということがたくさん出てきますが、残念ながら研修なので次がありません。週一回、計六回行きましたが、素人の私でも、気づきは多かったです。

ユマニチュードはまだ一般の方向けの研修は提供できていませんが、私の実体験から「学べば必ず変わります」ということを最後にお伝えし、私の発表を終わりたいと思います。

ユマニチュードがケアの現場にもたらすもの

安藤夏子

私たちは、東京都調布市にある医療法人社団 東山会 調布東山病院で病棟看護師をしています。ここでは、現場でケアをする私たちにユマニチュードがどのような変化をもたらしたか、ケアの技術がどのように変わったかについて話をします。

はじめに、当院の紹介です。当院は一九八二年に開設し、二〇一二年に現在の新病院に移転しました。地域の中核病院として、急性期医療を担っています。病棟は、外科、内科の二病棟、入院病床数は合わせて八三床になります。昨年（二〇一五年）一年間のデータでは、入院患者数一六五八人、そのうち七五歳以上の後期高齢者が五四・二%で、全入院患者数の半数以上を占めています。また、七五歳以上の入院患者の認知症保有率は二三%となっていて、そのうち六〇%がアルツハイマー型認知症です。

ケアをする側が「困難」を生み出す

まず、ユマニチュード介入前に私たちが行っていた清潔ケアの映像をご覧ください。

（映像開始）

E おはようございまーす。ちょっとお下を洗わせてくださいね。失礼しまーす。お湯、かけまーす。こちらで私のほうを向きますよ。いいですか。ありがとうございまーす。行きます。せーの。はい、すいません。そうね。ここを持っててください。せーの。よいしょ。おっ、ありがとうございます。お疲れさまでした。

（映像終了）

この映像をどのようにご覧になったでしょうか。どこに問題があるのかもはっきりしないような、言ってしまえばありがちな場面です。ここに映っているスタッフは私たちではありませんが、私たちも同じように行っていました。

この患者さんはもともと寝たきりで、反応が乏しく、拒否するわけでもない、暴力的でもない、何も言わない、何ならちょっと協力してくれている、私たちにとってはケアしやすい相手です。そんなケアしやすい相手に私たちがどのようなケアを提供するかというと、このままです。もちろん、治療や必要なケアは行います。しかし、本人の置かれている状況に問題意識をもつかというと、ほとんどもちません。「この人は、もともと寝たきりで、ベッドでケアを受けている人」という、私たちケアする側の認識が、このままのケアを続けることを選択しています。

次に、言語聴覚士がこの方の嚥下《えんげ》機能を評価している場面です。

（映像開始）

（映像終了）

口は開けてくれますが、飲み込みがうまくいかず、難航しました。何度かこうした評価が行われましたが、意識レベルにむらがあり、眠ってしまうことが多かったり、起きていてもこのような飲み込まない状況が続き、「今後、食事摂取は難しい」という判断になりました。

ご家族には胃瘻《いろう》も選択肢として提案しましたが、奥様は、「九〇歳を過ぎて胃瘻はしたくない」とのことでした。では、「反応が乏しく、食事が食べられない」、「点滴をなくすわけにもいかない」、「施設にも帰れない」、「家にも帰れない」、「寝たきりなのでケアにも時間がかかる」、「家族の負担も増える」、「病院としても、行き先が見つからなければ在院日数が延びる」。ここで、家族や私たちは途方に暮れ、「いったいどうするの?」となるわけです。

しかし、「どうするの?」と私たちが困るこの状況は、私たちケアする側が意図せずに生み出しているのかもしれないということを、ユマニチュードで気づかされました。そこで、ユマニチュードの技術を使い、この患者へのアプローチを行っていきました。ユマニチュードの技術としては、私たちもまだ習いたてで、十分でないところがあります。ですから、この映像で行われていることが「正しい」ユマニチュードの技術だとは受け取らないでください。あくまでも、習った技術をできるかぎり駆使しながら行ったものになります。

（映像開始）

相手にいきなり近づいていくことはしません。先ほどジネスト先生の話でもありましたが、五つのステップの一番目、「出会いの準備」をします。ノックの音と振動で、相手に、「誰かが来た」ということを感じてもらいます。

F　コンコン。ヒガシさーん。

相手の顔の正面からゆっくり近づき、アイコンタクトを取ります。それから、話しかけ、触れていきます。そして、いきなり、「体を拭きに来た」とは言いません。「会いに来たんです」ということを伝えます。これが二番目のステップ「ケアの準備」です。

F　ヒガシさん。あ、目を開けてくれた。こんにちは。今日はどう？　ヒガシさんに会いに来ましたよ。体の調子が良くなってきたから、体、温かいタオルでマッサージして、少し手を動かして、運動してみましょうか。ね。温かいタオル、ヒガシさんに用意してきましたよ。体を上げて、もうちょっとお顔を見せてくださーい。頭を上げていきますよ。

体を起こすことで、二次元だった世界を三次元に広げ、脳に刺激を与えて空間認識を促します。そして、ポジティブな言葉で話しかけ続け、「このケアが気持ちいい」ということを伝えていきます。

F　はい。あったかいでしょう。気持ちいい。お風呂に入ってるみたいでしょう。気持ちいいでしょう。自分でお胸、拭けますか。左手でお胸、拭けますか。そうそうそうそう。

G うんうん。すごい。

F じゃあ、一緒に拭きましょう。うん。おなかが減って、ご飯、早く食べれるといいね。

次に、立つことを援助します。患者の体を持ち上げることはせず、自分の体重が足の裏に載ることを感じてもらうための技術を使っています。

F 私につかまって。行くよ。「一、二」、はい、じゃあ、腰掛けまーす。そうそうそう、上手。座れた。

G 笑ってる。

F 雪、見に行こっか。

G うん。

この日は足浴をしました。触れることで脳を刺激して、どの部分を触っているかを具体的に伝えることで体の感覚を取り戻していけるようにします。

F　右足の指の間を洗いますよ。今洗ってますよ。
G　お魚、食べてみましょうか。これはお魚だよ。お魚。そうそうそう。
G　そうそう。うーん。食べられましたね。今日はホッケの甘酢です。うん、おいしいね。

（映像終了）

この方は、ユマニチュードでのかかわりを続け、言語聴覚士やリハビリスタッフの介入もあり、食事をとることが可能になりました。最初におかゆを食べたときの映像は、残念ながらありませんが、完食しました。おなかが空いていたのです。でも、この方は、「今後、食事摂取は難しい」といわれていた人だったのです。私たちが食べられない状況を生み出していたのではないかと思います。

ユマニチュード研修でケアに生じた変化――ケア映像の分析

ユマニチュードを学び、「しょうがないよね、そういう人だから」と、私たちが諦めていることのなかには、私たちの行うケアの方法に問題があるのかもしれない、私たちが無意識に行ってしまう行動の一つひとつが私たちのケアを困難にしているのかもしれない、と気がつきました。

そこで、その技術を多くのスタッフが身につけるため、今年（二〇一六年）四月に当院でユマニチュードの研修が行われました。インストラクターの指導のもと、計六〇人のスタッフがそれぞれ二日間の研修を受け、ユマニチュードの哲学と、その技術を学びました。

そして、研修を了えた看護師のケアがどのように変わったかについて評価しました。変化を評価したのは、映像で左側にいる看護師が行ったケアです。先ほど話された静岡大学情報学部の石川先生のご協力のもと、ケア映像の分析をしていただきました。

こちらは、先ほど見ていただいたユマニチュード介入前の映像です。石川先生のご説明にもありましたが、下に表示されている項目は、ユマニチュードの、「見る」、「話す」、「触れる」の技術と、その技術が同時にいくつ使われているかを分析したものになります（第Ⅱ部、42頁図2－1も参照）。「ピンク色」で表示されている部分が各技術を行っている部分です。

（映像開始）

E　おはようございます。ちょっとお下を洗わせてくださいね。

H　ヒガシさん、おはよう。お下洗いますね。

E　お下洗いますね。よろしくお願いします。お布団取りますよ。失礼しまーす。ちょっとズボン脱ぎます。
H　ベッドが動きますね。
E　ちょっとお尻上げますよ。

（映像終了）

こういったケアが続いていきます。この看護師たちは、やるべき仕事をきちっとこなしています。しかし画像の表示は、コミュニケーションを取ること、人間関係を築くことに関していえば、行えていないということを意味しています。

次に、研修後の映像をご覧いただきますが、映像に出てくる患者は先ほどの人とは異なります。ただ、反応が乏しく、発語もなく、体動もなく、すべてのケアを看護師が行っているという点では、この患者と置かれている状況は同じです。先ほどの映像で左側にいた看護師Eの変化に注目してください。

（映像開始）

I　お尻洗います。
E　ヤノさん、お尻洗っていきますよ。私、背中支えてるから大丈夫ですからね。うん。今、もう暑くなってきたから、しっかり洗ったらさっぱりしますからね。すごい、ヤノさんがここまで動けるなんてうれしい、私。
ヤノ　うん。
E　しっかり、左腕動いてる。右腕もきっと動くね。これね。はーい、ヤノさん。お下着つけたので、今度、上向きになりますよ。じゃあ、ここ、しっかりつかんでてくださいね。はい。

（映像中断）

見ること、話すこと、触れることの技術が増え、さらにその技術を二つ以上同時に使うというマルチモーダルなケア技術の向上も見られています。この看護師の清潔ケアの場面での技術の変化をグラフに表したものを示します。例えば、「話す」では、ポジティブな内容で話し続ける技術は二倍に増えています。広い面積で「触れ」続ける技術は一三倍です。

さらに、ユマニチュードの「見る」について。正面から近い距離で長くアイコンタクトを取るといった技術は約四〇倍に増えました。この技術が増えることでどうなったか。

（映像再開）

E　ヤノさん、今日、一緒に左手動かせてうれしかったです。ありがとうございました。またお顔を見に来ますね。そのとき、またよろしくお願いします。

ヤノ　うれしいね。

I　「うれしいね」って言ってくださった。

E　お会いできてうれしかったです。

（映像終了）

「うれしいね」と看護師は泣いていました。このケアに人間性が生まれました。この方は、入院当初はまったく体が動かず、すべての動作を介助で行っていました。ですが、徐々に反応が良くなっていき、協力動作も見られ、発語も増えていきました。そのことが、ケアをする看護師たちの、「すごく反応が良くなってきて、感動した」、「うれしい」という気持ちにつながっていきました。

そして、ケアにおける変化が生じたのは、この看護師だけではありません。研修に参加した当病棟スタッフ一六人の研修前後の変化を評価しました。

この評価は、ユマニチュード研修を受けた看護師がケアの場面を客観的に評価したものになります。縦軸は、ケアを行う際にその技術が実施できていたスタッフの人数になります。「触れる」技術は二倍に、「話す」技術は話す内容と話し続ける持続性を評価し、それぞれ一・八倍、三倍に増えました。「見る」技術も三倍です。

こちらは、ケアを一連の流れで行うというアプローチ方法の技術の評価になります。研修により、五つのアプローチすべての技術が向上しました。一度の研修でこれだけの変化が生じたことは素晴らしいと思う反面、この技術を保つことはとても難しいことだということも、経験から痛感しています。

ケアの目的は相手との人間関係を築くこと

ユマニチュードの技術は、単純なようでとても複雑です。習得にも時間がかかりますし、一度教わっただけで完璧にマスターすることは困難です。日々のケアのなかで自分自身が何度も繰り返すこと、そして、自分が行っているケアを客観的に評価し、技術の向上に努めていくことが必要です。

今回、石川先生にご協力いただいたようなツールで「見える化」することや、坂根さんが話されていたような教育システムで技術を評価していくことはとても意義のあることだと思います。

私たちは、「ケアの目的は、ケア自体ではなく、相手と人間関係を築く時間の内容にある。それが結果的に両者にいい影響を及ぼす」と学びました。そして、その学びがケアのあり方を大きく変化させています。「今日は拒否されなかった」、「いつもは痛がるのに、痛がらなかった」、「いつもは依存的なのに、今日は自分で最後まで着替えることができた」、「ポジティブな声かけで笑顔がすごく増えた」、「うなずくしかなかった患者さんが、『ありがとう』って言ってくれた」。これは、スタッフの生の声です。

ユマニチュードの技術が生み出すものは、人と人との絆です。それは、ケアを受ける人だけではなく、ケアをする私たちにとっても必要なものです。認知症の人に対する、「何で言ってることをわかってくれないんだろう」、「何で伝わらないんだろう」、「何で私がたたかれるの?」、「何で拒否するんだろう」という思いは、ケアする多くの人が直面している悩みだと思います。

多くのケアする人が今かかえている困難なことを解決するための手段として、ユマニチュードが広まっていくことを切に願います。また、私たちもユマニチュードを学んでいる者として、広めていくための役割の一端を担っていることを忘れず、まい進していきたいと思います。

第V部

ユマニチュード実践でつなぐ家族の笑顔

相手の瞳の中に自分が映っているのを確認できるくらい近づきます。これが相手に「自分と親密な関係にある人なんだ」と理解してもらうために必要な距離なのです。たとえそれが自分の子どもだとわからなくても、こんなに近づいてくる人は、親密な良い人なのだ、と認知症をおもちの方の感情記憶が覚えています。恥ずかしい、とみなさん最初はそうおっしゃいます。でも、これは技術なのです。思い切って近づいてみてください。そうすると、相手の脳からオキシトシンが分泌されることが近年わかってきました。オキシトシンは愛情と信頼を伝えるホルモンです。つまり、相手の瞳を覗き込むことで相手に薬理作用を与えることができるのです。あなたが、薬になるのです。

――イヴ・ジネスト（二〇一八年二月一三日　岡山大学医学部2年生プロフェッショナリズムⅡ講義）

ユマニチュードは専門職だけでなく、自宅で介護をしているご家族にとっても役に立ちます。厚生労働省の二〇一四年度障害者対策総合研究事業「精神障碍者の地域生活支援の在り方とシステム構築に関する研究」の分担研究として私たちは「地域社会で暮らす認知症高齢者への包括的なケア技法に関する検討」を行いました。この研究では、家族向け講習の教材として自宅で介護をしていらっしゃる方々がよく遭遇する場面、例えば「ごはんを食べてくれない」「何度も同じことを尋ねる」「どこかへ行ってしまおうとする」というような状況に対するユマニチュードの提案映像を作成し、家族介護者の方々を対象としたワークショップで使用しました。この映像は現在 YouTube で公開されています（ＵＲＬ：https://www.youtube.com/

watch?v=OOWbk9FKRKs)。

福岡市では、人生一〇〇年時代の健寿社会モデルに向けた一〇〇のアクションを行うプロジェクト「福岡一〇〇」を始めました。ユマニチュードはそのリーディング事業の一つとして採択され、さまざまな取り組みのお手伝いをしています。その一環として、家族介護者向けの講習とその効果を評価する臨床研究を行いました。この研究は二時間のワークショップと毎週の介護の目標をご自宅に郵送し、講習前の介護負担感と介護を受けていらっしゃる方の認知症行動心理症状が一二週間後にどのように変化するかを検討するものでしたが、介護をしている方の介護負担感が減り、介護を受けている方の認知症の行動心理症状も改善するという結果が得られました。

五回目の市民公開講座は「家族のためのユマニチュード」と題して、ジネスト先生の基調講演と、ご家族がすぐに実践できるユマニチュードの基本技術をユマニチュード・インストラクターがお教えするワークショップを行いました。

さらに、臨床研究にご参加くださったご家族の中から下島康則さん、山本　誠さんのお二人に、これまでのご経験と家族向け講習の感想について語っていただきました。介護が誰にとっても身近な状況になってくるなか、さまざまな角度からの率直なご意見をたくさんうかがうことができました。

二年間にわたり福岡で行なった家族介護者向けの講習会をもとに、『家族のためのユマニチュード（※仮称）』という本を現在作成中です（誠文堂新光社より近刊予定）。ご興味を寄せてくださる方がいらっしゃいましたら、どうぞ手にとっていただければと思います。

（本田美和子）

第五回市民公開講座「優しさを伝える介護の技術　家族のためのユマニチュード」
テーマ：家族が学び、実践するユマニチュード
会期・会場：二〇一七年七月一七日　福岡市役所本庁舎一五階　講堂

家族のためのユマニチュード
――体験を語る

下島康則／山本　誠／本田美和子

本田（司会）　ユマニチュードを家庭で実践している方、そして、家庭で実践している方を家族として支えている方、この二つの立場からお話を聞かせてくださるという、とてもうれしい機会ができました。

今回、下島さんと山本さんにそれぞれのお立場から、「ご経験をお聞かせいただけないでしょうか」とお願いしたときに、下島さんから、「話したいことはすごくたくさんあります。ただ、たくさんあり過ぎて、どうしたらいいのか。事前に準備をするのではなく、その場でみなさんの質問に答えるというかたちなら、どうでしょうか」というご提案を受けました。

そこで、まずは、お二人にお尋ねしてまいります。

◉介護者としての立場から

本田 下島さんは、奥様の介護をしていらっしゃいますね。

下島 はい、在宅介護をしています。

本田 奥様のことをご紹介いただけますか。

下島 妻は節子といいます。愛称は「せっちゃん」です。歳は六六歳で、病名は前頭側頭型認知症です。介護度は5です。家でベッド生活をしており、全介助です。週四日デイサービスに行き、そこでお風呂に入ります。美容院、歯医者、デイサービスへの外出時は、ベッドから私がお姫様抱っこで車椅子に乗せて移動し、車には妻を抱えて補助席に乗せます。医師が月二回、訪問看護師さんは週一回、家に来てくれます。排泄ケアは看護師さんと私で一緒に行います。

妻の介護状況の話が長くなってしまうので、妻の紹介はこの程度にしますが、今日この場に来られたことが、妻と私にとって、とてもありがたいです。

ユマニチュード講習を受講するきっかけになったのは、「認知症の人と家族の会」の世話人さんからのお話でした。私は、ユマニチュードという言葉はまったく知りませんでしたが、受講することにしました。ユマニチュードの講習を受講しているうちに、妻に大きな変化が起きました。受講した私にも変化が起きました。その変化は大きくてありがたいことでした。その流れが、今日の公開講座につながりました。

ユマニチュードの開発者であるイヴ・ジネストさんに直接会うことができ、彼の温かい気持ちに触れ、人柄の良さを知りました。ジネストさんに最初に会ったときの印象ですが、体が大きくて、ちょっと見た目が怖かった。ベートーベンが怒っているかのような風貌で、目の奥に「ぐー」と引き込まれる雰囲気を感じました。相手をとても思いやる方です。そのジネストさんに直接ご指導を受けることができて非常にうれしかったです。

せっちゃんは、けっこう人を見る目がありますから、ベッドの中からジネストさんを見て、心の中で「北の湖みたいで素敵」と叫んでいたことでしょう。

本田　まあ、そうなんですね。

認知症の診断には時間がかかる

本田　奥様は、ご病気として診断がついたのは、割とあとになってからなのだそうですね。

下島　本田先生から、「市民公開講座で体験談を話してほしい」というお話がありましたので、妻の症状の経緯、受診歴を羅列してみました。妻は、二〇〇六年ごろから脳神経クリニックに受診していたのですが、その頃の所見は見当たりません。二〇〇九年後半から二〇一〇年頃、付き合いのある方々から「うつじゃないか」とか「おかしい」といった話が私に来るようになりました。「そんなことはない」と心で否定しつつも、妻を注意してみると、おかしいと思うことがいくつかありました。不安を胸に、病院を五カ所たずね歩き回りましたが、確かな診断はでません。診断を得られたのは二〇一一年、東北の震災があった年です。六カ所目の病院でした。

本田 そうなんですね。病名は、前頭側頭型の認知症でしたね。

下島 詳しい病名は前頭側頭型神経性認知症です。診断がでるまで六カ所の病院を歩き回りましたが、長い時間でした。最初の四カ所での診断の仕方は、長谷川式認知症スケールによるものでした。検査結果はいずれも満点に近く、認知症なのだろうかと先生方も首をひねられました。四カ所目にあたる病院の先生が、最初のクリニックで撮った脳映像を見て、どうもわからないというのです。それで、新しい脳映像の見られる機械がある病院で妻の映像を撮ろうと言われ、五カ所目の病院を紹介されました。最先端の医療機器で撮影し、結果はすぐ出るとのことでしたが、時間がかかりました。先生の説明はピック症ではないかということでしたが、診断は確定しませんでした。インターネットでピック症を調べましたら、行動が激しくなると書かれていたので悩みました。でも、まだ診断は確定していない。お世話になっている内科の先生に相談したところ、熊本に前頭側頭型認知症についての本を出している先生がいるとおっしゃるのです。その話を四カ所目の先生にお話しした結果、その熊本の先生に検査してもらおう、ということになったのです。アポイントメントは先生にとっていただきました。熊本の病院は当初、検査入院ということでしたが、診断が確定するまで三カ月半強と長期になりました。病院ではあらゆる検査をしました。検査内容と画像から、前頭側頭に萎縮があり、病状が進んでいるとの詳細説明がありました。そしてピック症の小冊子を出され、一項目ずつピック症との比較説明を受けました。症状はピック症と異なり穏やかで、激しい動きはないとのことでした。

本田　認知症の特徴の一つに、診断がつくまでにとても時間がかかるということがありますね。長いことうつ病といわれていた方がいらっしゃったり、人格の変化ということで精神病として治療が行われていたりということもあります。

介護で大変だったこと

本田　そういったなかで、下島さんは、奥様の生活のすべてを支えていらっしゃるわけですが、介護でお困りのことは、例えばどんなことがあったでしょうか。

下島　昨年（二〇一六年）一一月にユマニチュードを始めるまでは、どうすれば妻の心の悲しみや体の痛みを取り除くことができるのか、試行錯誤の連続でした。拘縮してきている足の関節・指、腕の関節・指を伸ばすことはできないのか。顎、口の拘縮を防ぐにはどうすればよいのか。鼻腔へ栄養を経管注入する際の安全確認、栄養缶、水分の注入時間の調整は。下着をどうやって購入するのか。おむつ、パット購入は。口、目、耳の衛生管理や顔の潤いは。髪の手入れ、美容院、歯医者への移動方法はどうするのか。お姫様抱っこによる「手作業」と車椅子しかないのか。雨の日、車は補助席移動では無理か。排泄物収集場へ出すごみ袋の臭気対策は。室内の平均温度や湿度等、空調対策は。褥瘡《じょくそう》対策としてベッド変更や、反転ベッドにする必要はあるのか。痰吸引の方法は。緊急発熱での連絡方法はどうするか、などなど、挙げればきりがありません。

下着、パジャマ、外出着の着脱は日々数回行います。首・腕・足に拘縮があるので、慎重に時間をかけて行います。スムーズにはできないので、着脱は難しい仕事です。

本田　お洋服を脱いだり着たりですね。

下島　はい、すべての着脱です。それと難しいのが排泄です。尿排泄には敏感で、よくトイレに行っていました。不安からか、散歩で海岸を歩くと二五〇mに一カ所あるトイレには必ず立ち寄ります。パット交換は、病院、施設ベッド利用では決められた回数行いますが、家では最低一日五回です。尿排泄時は咳を出すことで、便排泄時にはピクつきで表現して知らせます。尿排泄は自力でパットに出せるのですが、便排泄は自力ではできませんので、週一回、訪問看護師さんと私で排泄ケアを行います。

本田　そうですね。

下島　難しいこともいろいろあります。便排泄は自力で出せないので下剤を使うか、浣腸にするか、手でするかです。普通便、硬便、丸便があります。以前は下剤を使い、下痢を起こすことが度々でした。下剤は医師に相談し、結局使わないことにしました。現在は浣腸と手作業で行います。下痢は、発熱して解熱剤を使うときに起こしますし、栄養注入時の温度が低すぎたり、注入の時間が短かったりしても起こします。下痢を起こしたときは常に緊急対応です。いつ排泄されるのか見当がつかず、終了したのかなと思い着脱に取りかかった途端に始まり、急きょ、対応したこともありました。最近は慣れ、臭気で下痢を知ることができます。

本田　そうなのですね。

下島　下痢のときには水溶性の便が着衣からもれて、オーバフローします。オーバフローはベッドの内外すべてに影響します。身体に接触しているパット、おむつ、上下着、パジャマ、外出着、バスタオル、敷布を交換し、ベッド清掃、室内換気、体への水分補給を行います。早めのパット、おむつ交換を頻繁に行うのが肝要です。

本田　そうですね。ご家族にとっては、さまざまな生活の支援が負担となる可能性があるということだと思います。そんななかで、拘縮にとてもお困りだったとおうかがいしました。

下島　ええ、拘縮は大変です。手・指の関節、足・指の関節が曲がって固くなっています。首も筋が硬くなり、曲がりません。口を動かす筋肉も衰えてきていて、口もとが「への字」に曲がるので、戻すのにストレッチを繰り返し、苦労しました。手の関節は「くの字」になり、両手の指は親指が人差し指と中指の間に入って、強い力で絡んでいる。

本田　中に入り込むようにですか。

下島　はい。指間に入り込んだ親指にも強い力が入り、並の力ではほどけない。通常の形に戻すには力と時間が必要でした。

ユマニチュードに取り組み、「すごさ」を体験

本田　下島さんはとても克明なリポートを書いてきてくださって、私は感銘を受けましたが、そういうお困りのなかで、このユマニチュードのＤＶＤをご覧になる機会があったとうかがいました。

下島　はい。ユマニチュード講習ではＤＶＤで映し出された方の腕が動くのを見て驚き、期待が生まれました。この動画を見るチャンスをくれた「認知症の人と家族の会」に感謝しています。動画では、ベッドで寝たきりの老婦人に、ジネストさんが声をかけ、しばらく触れていまし

た。その時です、老婦人の腕がほんのわずか動いたのは。文字どおり、目を開かされました。もしかしたら妻にも可能性があると、期待が生じたのです。講義を受け、三カ月間、毎週届くポスターカード（大判の絵はがき）に沿って実践しました。みなさんに見ていただきたいと思い、そのカードを今日ここにお持ちしました。

本田　まあ、ありがとうございます。

下島　ユマニチュード講習は二時間です。講習者のなかには介護のプロの方々がたくさんいますが、実践のない方々が参加した場合は、頭のなかでの理解で終わる可能性が強いのではないかと思います。習得するには現場での実践が必要ですが、それが無理なら仮想実践でもいいと思います。その後、毎週一通で一二週、三カ月間にわたって送られてくるポスターカードの教えを忠実に、日々履行する努力を続けることで、二時間の講習は無駄にならない。

本田　通信教育みたいですね。

下島　はい、そうです。絵と短文からなり、俳句の感覚で覚えられます。覚えた頃に、次週のカードが来ます。階段を一歩ずつ昇っていくように思います。

本田　実は、福岡市のご協力を得まして、私どもが家庭で介護をしていらっしゃる方に二時間の講習をするというプログラムを昨年（二〇一六年）の一二月に行いました。二時間の講習だけですと、すべてをお伝えすることはなかなか難しいので、講習の後、週に一回、このような「絵はがき」を送りました。

下島　このポスターカードを見やすいところに置いておくと自然に覚えてしまいます。第一週が「会いに行くときは、どこでも必ずノック」。よくよく考えてみれば、通常の生活でも常識的なことです。あたりまえのことなのに、できていませんでした。そのあたりまえでやるべきことをやって、部屋に入ります。送られてきたポスターカードの内容は、一週間繰り返し実践しなければなりません。終わる頃、新たに二週目のカードが送られてきます。カードが二枚になるので覚えるのが大変だなと思われるかもしれませんが、すでに一枚目のカード内容は心身に定着しています。そこへ新たなカードを積み重ねるだけのことなのです。

本田　大きなご負担にはならないのですね。

下島　はい。ポスターカードは一二週続きます。続けているうちに自然に身につきますので、この方法は一二週、三カ月間切れ間なくやることが重要なのです。ジネストさんがしている方法をまねして、家で妻の体を抱えたり、優しくさすったり、目を覗き込んだり、声かけをしたりしています。一番効果があるのは、声かけです。とにかく話すことで、しゃべりまくります。内容は何でもいいのです。日々の出来事、思いついたことでかまいません。

朝は妻のベッドに行き、手を重ねて歌を歌うことから始めます。『朝はどこから来るかしら』の曲ですが、その内容を一部変えて歌います。歌詞の「光の家から来るかしら」の部分を「せっちゃんの家からやってくる」と言い換え、その部分を歌うときに私の頬をせっちゃんの頬に当てて、おはようございます、と言うのです。するとせっちゃんの目が開きます。

腕の関節、足の関節も同じように動かせるようになりました。ジネストさんが講習で教えてくれたように、妻の腕を上から引っ張るような持ち方をしては、妻の側に反対の力が働き、力を入れないと持ち上げられません。妻が瞬間的に「拒否」をするため、逆に力が入ってしまうのです。反対する力を生じさせないためには、手のひらを妻の腕の下部に差し入れてから持ち上げることです。そうすれば持ち上げるのに力を必要としないのです。不思議です。力を抜く意志が働いているのでしょうか。それとも自ら動かそうとしているのでしょうか。

力を必要とせず、三歳児程度のごくわずかの力を使った触れ方でスムーズにある程度のところまで腕を伸ばせます。この方法はすごいと思います。医療、看護、介護の方々、友人、支援の人たちも実際に触れてみました。足も同じです。膝が固まり「くの字」になっていますが、同じように触れると、膝から力が少しずつ抜けて、私の手のひらに載り、伸ばす方向に足が一緒に伸びていきます。手足の指からも力が抜けていきます。力が抜けたときの手足の指、開いた手のひらは赤ちゃんのように柔らかい感触です。

人差し指と中指の間に絡み込んだ親指を解き、手のひらを開かせるのは大変です。経験された方はわかると思いますが、力を入れず開かせられるようになったら素晴らしいです。最初、私は力を入れずにはできませんでしたが、今はできるようになりました。コツは、歌を歌いながらやるのです。「お手てつないで」（『靴が鳴る』）を「お手て開いて」と変えて歌いながら手の甲をさすり、小指を開くところでは「この小指はだあれの指？　せっちゃんの指かな」と言いながら「約束指切りげんまん」とおしゃべりをします。すると、小指から順番に開いていきます。こうして、手の曲がりを「くの字」まで私は開けるようになりました。

本田　素晴らしい。

下島　ここまでできるようになるのに、ユマニチュード講習を始めてから七カ月、二八週間かかっています。

本田　そうですか。私どものこの試みが役に立ったのですね。

下島　そうです。ユマニチュード講習、そして一二週にわたってのポスターカードは、介護される妻と介護する私を変えました。

本田　そうなのですね。とてもうれしいお話をありがとうございました。

ユマニチュードの輪を広げるために

本田　下島さんは、今後、このことをどなたに学んでもらえたらいいとお考えでしょうか。

下島　介護される人をかかえている家族です。次にその家族を中心とした縁戚の方々、そしてそれを取り巻く知人の方々です。私の場合、介護されるのは妻で、一番大事な人です。金銭、体力、精神面の難しさは今のところなんとかなりますので、学び続けて実践していきます。とはいえ、私が参加している「認知症の人と家族の会」の家族は、各家庭で事情をかかえております。家庭円満であったのか、生活のため仕事をしなければならないのか、体力的にどうなのか、精神的に安定しているのか。年齢は、男か女か、介護度は、などなど。それらを思い、考えると、ユマニチュードを学んだら解決すると簡単にいうのは難しいです。それでも、学ぶべきです。とくに認知症の程度が軽いうちに対処していけば、先々介護が楽になります。知らないよりは、知っていたほうがはるかによい。目には見えないけれど、いつか自分が変化していることがわかるようになる。ジネストさんが講演でおっしゃったように、目を見て、話して、触れて、一人じゃないという安心感を与えられるのは身近にいる人です。ベッドに寝たきりで誰にも会えない、見えるのは天井ばかりでは、病気は進みます。身近な人たちがユマニチュードを学び、率先して目を見て、話して、体に触れる。きっと、あたりまえのようにできるようになると思います。病気の進行状況によっては、身近な人でもユマニチュードを学んだからといって、会いに来るのは難しくなることもある。介護されている人の、昔の懐かしい思い出の姿を残しておきたい、今の姿を見ると悲しくなる、との思いや、他にやらなければならないことがある、などなど。身内知人で介護される人がいたら、私も優先順位を考えてしまうかもしれない。それでも、ユマニチュード技法を学ぶのは必要です。

もちろん、他にも学んでほしい人がいます。大きな話になるのですが、認知症サポーターとして日本全国に八〇〇万人が講習を受けているそうです。素地はできていると思うので、ユマニチュード技法を学びステップアップしてほしいです。これだけの方々が学んで実践していくことにより、はじめて介護は良いものになると思います。リーダーシップをとって進めるのは、行政の仕事だと思います。どういうふうに考え、進めるかはわかりませんが、行政にもとても期待しています。今回、挙げなかった人に、施設介護者、病院看護師の方々があります。ユマニチュードの内容を一番理解でき、やりたいと心では思っているのに、多数の利用者をかかえての激務に追われているという、難しい現状があるからです。

本田 そうですね。

下島 私は妻の介護にデイサービスを利用しています。そこで介護される人は多数いますが、介護に当たる人は同じ人数ではありません。病院にはレスパイト（家族の一時休息）で月に数日お願いしていますが、同じように大変な激務です。そこで働いている方々も、介護の原点はユマニチュードにあることを十分認識し、知識もあり、時間が許せば講習を受けたいと思っています。仕事と介護、看護の現実のなかで戦っているのがわかるので、あえて挙げませんでした。

本田　本当にたくさんのご指摘をありがとうございます。今日は、市役所の方もいらっしゃるので、下島さんのメッセージは、市役所の方の耳に届いているのではないかなと思います。

◉介護をしている家族を支える立場から

本田　では、山本さん、今度は介護をしている家族を支えるという立場からということでご登壇いただきました。家族を支えるというのは、具体的にはどんなことでしょうか。

山本　私も一応福祉の専門職なので、介護や認知症についての知識はもっているつもりだったんですが、いざ妻の母親をうちに引き取って介護するようになったら、もう全然違い、何も知らなかったと思い知らされました。母親は今八〇歳、要介護2で、長谷川式認知症スケールは三点です。ですので、なかなかコミュニケーションが難しい。

本田　非常に進行した認知症ということですね。

山本　はい。それで、一緒に住みだしてはじめてわかったのですが、やっぱり見えない、気づかなかった認知症の問題があって、できないことも結構あるんですね。七年前に発症して、今もどんどんひどくなっています。うちに来たときは、例えば、テーブルにテレビのリモコンがあって、「そのリモコンを取って」と指さしても、リモコン自体がわからない状態でした。

本田　おわかりにならない。

山本　もう全然……。

本田　物の名前がわからなくなる。

山本　はい。もう概念がまったく。例えば、夜中にトイレに立って、ドアをバーンと大きな音で閉めるので、それで起こされる。それを直そうとしても、コミュニケーションがとれないので難しい。こちらもストレスがたまりますし、そうしていくうちに、どんどん症状が進む。

本人と介護する家族の軋轢がストレスに

山本　うちは、母親と私と妻の三人家族なんです。妻は母親に憧れて看護師をしているんですけれど、患者さんには傾聴とか、温かい感じで接することができても、自分の母親だと、しっかりしていたときの記憶があるためか、愛情の裏返しで感情的になりコミュニケーションがうまくとれない。

さっきの映像にもありましたけれど、「何度同じことを言わせるの。しっかりしてよ」とか、結構やり合ってしまう。わかっていてもそうなるので、妻も、そういった自分を後で反省し、自己嫌悪にさいなまれます。母親も怒りの感情を返したり、悲しい顔をしたりしますので。そうしたやりとりをずっと日々の生活の中で見ていくと、私もストレスを感じて嫌な気持ちになる。

本田　そうですか。

山本　はい、それがつらいことですね。休日に仕事の疲れを癒そうと思うんですけれど、次第に、家では疲れがとれなくなった。癒しの空間だった家の中が、ストレスをためる空間に変わったというところがつらかったです。ストレスを減らすためには、母親と心を通わせたらいいのかなと思い、コミュニケーションをとろうとするんですけれど、うまくいかない。そこで、回想法というものがあるでしょう。

本田　はい。

山本　認知症の人でも、昔のことは覚えているとのことです。しかし母親に、自分が子どもの頃の話とか、自分が看護師をしていた頃の話をしても、覚えていないんですよね。ということで、親しくなろうとしても、もう、その方法がわからず、さらに私自身も日々のストレスから、夜も寝にくくなり、ベッドの中でも動悸《どうき》を感じるようになって、さすがにこれはちょっと限界だ、と思うようになりました。

本田　なるほど、本当に大変な時間をお過ごしになったのですね。では、それをどのようにして乗り越えていかれたんでしょうか。

山本　そうですね。もうデイサービスには通っていたんですが、週末の自分が休みのときに母親を預けることに気がひけていたんです。それでも家庭崩壊するよりはましだということで、ショートステイに母親を預かってもらい、心身をリラックスというか、回復させるようにしました。

本田 そうですか。それは役に立ちましたか。

山本 はい、役に立ちました。しかし、母親がいなくなっても、母親に対する気持ちの問題というか、接し方というか、まだ、課題は残ったままなんですね。ショートステイに行かないときは、家に帰ってくれば、母親がそこにいます。ストレスの源であるのは変わらないんですね。そして、私がイラっとしている顔を妻が見ていますし、母親も見ています。もう、ストレスだらけです。このままじゃいけないと思っていたところ、先ほどのジネスト先生のユマニチュードの映像をテレビで見て、これをちょっとやってみたいと思い、自分で本を購入して採り入れたというところです。

気づいたら母親が好きになっていた

本田 ユマニチュードをやってみた手応えというのはどうでしょう。

山本 行ったのは、具体的にはたった一つのことだけです。私は仕事でなかなか家にいないので、一日のなかでただ一つ、母親と話す時間をつくろうと思いました。今までは、母親と妻がリビングにいて、何かやり合っているところを、「じゃあ、俺、行ってくるから」という感じで、暗い気持ちのまま家を出ていたんですけど、母親に見送ってもらいたいなと思ったんですね。

本田 ええ。

山本 ですから、妻には、「私が行くときにお母さんに来てもらって、それで声をかけるから協力して」と。そして、私が行くときに、先ほどのユマニチュードの「見る」「話す」「触れる」技術を試みました。目に焦点を合わせて相手を見ながら、握手して、「お母さん、仕事に行ってきますよ。留守番、よろしく頼みますよ」と。たったそれだけなんですけれど、続けて数カ月。もう全然、効果のこととかは考えずに、無心でやっていたんですけれど、母親のことを知らぬまに好きになっていたというか……。

本田 まあ、そうなんですね。

山本 はい。そして、今までだったら、母親の行動にイラっとしていたのが、平気になったんですね。

本田 すごいですね。

山本 そうなると、母親に笑顔が出ますし、妻も笑顔になる。私も何か、うれしくなって、よかったなと、良い循環が回っています。最近、家を出るときにまた一つ技術を応用しています。

妻がいつも言っていたのは、「母親が娘である私の名前を忘れるのが一番つらい」ということでした。

本田　なるほど。

山本　それでも、ついに忘れてしまう時期が来て、今、そういう状況なんですけれど、妻をかわいそうだなと思っています。それで、ふと気づいて、朝、出ていくときに、「お留守番お願いしますね」と言ったあとに、妻もそばにいるので彼女を指して、母親に、「この人誰ですか」と、尋ねるようにしました。「この娘さん、どうですか。優しいですか」と聞けば、「うーん、よくしてくれますよ」と応じる。そう振るようにしたら、調子がいいときは会話がはずむこともあり、母親もにこにこ、妻もにこにこ、良い循環が生まれたなということで、よかったなと思います。

本田　そうですか。

山本　ですから、家庭崩壊の危機は乗り切りました。人から見たら大げさかもしれませんけれど。

本田　どなたにとっても、つらい状況でしたね。よかったですね。

山本　はい。もうジネスト先生、ユマニチュードのおかげだと思っています。

ちょっとした積み重ねで習慣になる

本田　山本さんも、下島さんがご参加になったユマニチュードの二時間の講習にお越しいただいたんですよね。

山本　はい。

本田　「絵はがき」が毎週来ていることについては、いかがでした？

山本　けっこう楽しみにしていました。

本田　本当ですか。

山本　はい。やらなければいけないことは、もっと大変かなと思っていたら、まずは、「話しかけるときには、とんとんとんと三回ノックしましょう」と簡単だったので。

本田　一枚目の課題ですね。

山本　そういう、ちょっとしたことの積み重ねなので。下島さんもおっしゃられたように、気がついたらもう習慣になっているような感じです。

本田　そうですか。奥様もやってくださっていますか。

山本　はい、一緒にやっています。

本田　そうなんですね。とてもうれしいです。どうもありがとうございます。この一二枚の「絵はがき」も、何らかのかたちで、みなさんにご利用いただけるような準備をしたいと思っています。ご家族向けのユマニチュードの基本は、先ほど見ていただいた映像でお示ししています。インターネットの環境のある方は、スマホでもご覧になれますので、ぜひ、ご利用いただければと思います。「高齢者ケア研究室」で検索すると、一番最初に出てきます。今日はとても貴重なご経験とご感想をお聞かせくださいまして、ありがとうございました。

解説

「ケアを届ける」ための技術を求めて

私は内科医として二〇年あまり働いてきました。この間医学の進歩とともに人々の平均寿命は順調に伸び続けてきましたが、その一方で仕事を始めた頃にはあまり経験することのなかった事態に私は遭遇するようになりました。内科医として働き始めた頃は、病院にお越しになる方はご自分が病気であることをわかっていて、それを治したいというご希望があり、そのために病院で行われる検査や治療に協力してくださることが前提として仕事を進めていました。しかし最近私たちが現場でお目にかかる方々のなかには、その前提が必ずしも得られない場合が増えてきました。

これは私たちが到達した長寿社会のもうひとつの側面です。年齢にともなって認知の機能が低下した脆弱な状態にある方のなかには、ケアを受けるときに、ご自分がどこにいるのかわからない、目の前にいる人が誰だかわからない、なぜこんな嫌なことをされるのかわからない、と困惑し、不安になっている方々がいらっしゃいます。その意味がわからないために、提供されるケアを激しく拒絶してしまい、良いケアを提供したいと全力を尽くしている方々と、その意味がうまく理解できずに拒絶するご本人との間に、大きな断絶と、互いが疲弊する状況が生まれてきました。このような厳しい状態に直面した医療や介護の現場では、相手からの拒絶は自分のせいだ、自分が悪いのだ、とご自分を責め、「この仕事は自分に向いていない」と職場を去る方々が徐々に増えてくるようになりました。そして現在、ヘルスケアの分野において、離職は大きな問題です。

ケアを職業としている方だけでなく、ご家族の介護をしていらっしゃる方々にとっても同じことが起きています。職業としてケアを行なっている方には終業の時間が訪れ、仕事が終われば職場を離れて帰宅できます。しかし、ご家族を介護していらっしゃる方々にケアの終わりはありません。ですからご家族は、より困難な状況に置かれているともいえます。

つまり、高齢社会を迎えた私たちにとって、自分たちが届けたいケアを相手に受け取ってもらうためには、届けるための技術をもっていなければならなくなってきました。

このような困った状況に日々直面しながら、届けたいケアを届けるための技術とは何だろうかと考えていたとき、私はケアを受ける人と良好な関係を結ぶことによって良いケアを提供する技術を開発し、四〇年近く実践している方々がフランスにいらっしゃることを知り、見学に行ってみることにしました。それがユマニチュードというケアの技法です。ユマニチュードとは「人間らしさを取り戻す」という意味のフランス語の造語です。

フランスでユマニチュードを学ぶ

私は日本と米国で臨床医として働いた経験があります。フランスの高齢の患者さんにお会いしたとき、そのご様子を見て、どこの国でも同じだな、と思いました。しかし、そこで提供されているケアのやりかたは、日本でも、米国でも経験したことのないもので、多くの患者さんが大変穏やかにケアを受けていらっしゃる様子に感銘を受けました。

この技法の考案者、イヴ・ジネスト先生、ロゼット・マレスコッティ先生は私が訪れていた二週間、さまざまな病院・介護施設に連れて行ってくださいました。一緒にベッドサイドを訪れながらお二人のこれまでのご経験をおうかがいし、訪問した施設で行われているユマニチュードの職員教育を見学・参加するなかで、私は何が従来のケアと違うのかを徐々に理解するようになりました。

ジネスト先生、マレスコッティ先生のお二人は体育学教育の専門家として医療・介護専門職の腰痛予防指導のために病院に招かれたことをきっかけにケアの分野での仕事を始めました。しかし、ユマニチュードはお二人が仕事を始めた当初から存在していたわけではありません。ケアの現場で遭遇するさまざまな困難な事例に対して、現場の職員とともにさまざまな試行を重ね、たくさんの失敗と、失敗に混じって起こる成功の経験の積み重ねをとおして、「なぜこの時にはケアがうまくいかず、この時はケアがうまくいくのか。何が違うのか」と巡らせた思索のなかから、ケアの哲学と技法、ユマニチュードが誕生しました。

ユマニチュードはまず「ケアする人とは何か」、そして「人とは何か」について考えることから始まります。単なるケア技術の方法だと思い、まずは技術を学ぶ教材を入手して持ち帰って実践してみようと思いフランスを訪れた私は、「一番大切なことは、ケアする人とは何か、ということを常に自分に問いつづけることなんですよ」というお二人のお話に面食らいました。ユマニチュードにはとてもたくさんの技術がありますが、技術を身につけるだけではダメなのだ、ということを私は見学と実習を通じて学ぶことになりました。

フランスの哲学者ラブレーが述べたように「意識のない科学は魂の廃墟である（Science sans conscience n'est que ruine de l'âme)」ことは、ケアにあっても同じです。ユマニチュードでは、「ケアする人とは何か」、そして「人とは何か」を考えるケアの哲学があり、それを具現化するための手段としてケアの技術が存在します。

別のいい方をすると、ケアの現場において、ケアのゴールを定め、ゴールの実現のために今この瞬間に必要なことは何かを考えて適切な技術を選択し、複数の技術を同時に組み合わせて実践することがユマニチュードのケアです。ここでいうケアとは、誰かが健康に何らかの問題をもつ相手に行うことすべて、と定義されます。ですから、看護師や介護士がベッドサイドで行う、〝いわゆる従来のケア〟だけではなく、医師が行う診察や治療も、理学療法士が行うリハビリテーションも、栄養士が行う食事作りも、ご家族を介護していらっしゃる方においては、介護を受ける方のために行うことすべてが、ケアなのです。

「見る」「話す」「触れる」「立つ」と「物語」

ユマニチュードのケアは、コミュニケーションのための四つの柱（コミュニケーションのモード）と、一つのシークエンス（手順）で構成されます。四つの柱とはコミュニケーションの基本要素で、見る・話す・触れる・できるかぎり立つことです。この要素を用いて、ケアをする人は「あなたがここにいることを私はわかっていますよ。あなたは私にとって大切な人です」と伝え続けます。また、シークエンスとは「物語」といい換えることもでき、ケアの場を訪れるところから、辞去するまでを一つの物語として完成させます。これも「あなたはここに存在していて、私はあなたのことを大切に思っている」ことを伝えるための技術です。この二つによってユマニチュードのケアは成り立ちます。

そしてさらに重要なことは、この二つを用いてケアを行う際の、技術要素の同時性「マルチモーダル・アプローチ」です。これは、「見ながら、話しながら、触れる」ことを意味します。「見る」「話す」「触れる」とはこれまでも専門家教育のなかでその重要性が語られており、何も目新しいことはないように思われますが、実際やってみると本当に難しいことでした。

私たちはケアを行う際にもちろん相手を見ています。でも、その見ている場所は例えば口の中のようなケアを行いたい部分であることが多いのです。話すときも「じっとしていてください」というような相手を制する言葉を発したり、あるいは相手からの返事を待つことなく無言で黙々とケアを進めてしまいます。触れるときには一生懸命のあまり、相手の体をつかんでしまうことを無意識のうちに行なっています。実は、これらの行動では、たとえあなたを大切に思っていても、その気持ちは相手に届かず、逆に正反対のメッセージを伝えてしまっている可能性があります。

ユマニチュードでは、見る・話す・触れる・立つ　の個々の技術はすべて相手を大切に思っていることを相手が理解できる形で伝えて良い関係を構築するための基本の柱であると考え、それを徹底して行います。

ユマニチュードを広げる——さまざまな試み

ユマニチュードの導入は日本では二〇一二年から始まりましたが、この技術をきちんと実践できるようになるには十分なトレーニングが必要であることを痛感しています。でも、いったん身につけてしまえば、これまで困難を極めていた状況が劇的に改善することをこの技法を学んだ多くの方々が体験したと語ってくださっています。その効果はときに魔法のようだと表現されることすらあります。しかし、これは魔法ではなく、学ぶことで誰でも身につけて実践することができる技術です。

まずはケアを職業としている方々を対象に始まった日本でのユマニチュードの活動ですが、現在その対象は大きく広がってきています。まず、自宅で介護をしていらっしゃるご家族にユマニチュードを学んでいただく取り組みを福岡市で行いました。二時間の講習とその後ケアに関するポイントを一二週にわたって毎週「絵はがき」でお送りしたこの研究では、ケアを行なっている方の介護負担感と、ケアを受けている方の認知症の行動・心理症状のいずれもが統計学的にも有意に改善したことが示されました。

また、脆弱な高齢者だけでなく、自閉症傾向の子どもをおもちの親御さんにユマニチュードを学んでいただく取り組みも始めています。まだ小さなパイロット研究ですが、お子さんの行動や親御さんのストレスに良好な変化がみられています。

さらに、私たちが実施しているトレーニングには、救急隊の隊員の方や学校の先生方もご参加になり、仕事に役に立っていると感想をいただいています。これをふまえ、ユマニチュードの基本技術、つまり「あなたのことを大切に思っています」ということを相手にわかる形で伝える技術は、ケアの現場にとどまらず社会のさまざまな場において有効なのではないかと私たちは考え、自治体と共同での取り組みを進めています。

福岡市では、誰もが心身ともに健康で自分らしく生きていける個人の幸せと、持続可能な社会を両立できる健寿社会のモデルを作るプロジェクト「福岡一〇〇：認知症フレンドリーシティ・プロジェクト」が二〇一七年度から始まり、ユマニチュードはその中心事業として採択されました。施設・病院、地域社会、教育、行政などさまざまな分野において、「優しさを伝えるケア技術・ユマニチュード」を多くの方にお伝えする機会をいただいたことに深く感謝し、どなたにとっても穏やかで幸せな暮らしが実現できる社会づくりのお手伝いに努めていきたいと考えます。

ユマニチュードへのアプローチ

ユマニチュードのケアの技術は数百に及びますが、その基本にあるのは「見る・話す・触れる・立つ」の四つの柱です。例えば「見る」ことについては、相手を大切に思っていることを伝えるために、相手の目を「近く・正面から・長く」見ること、そして同時に相手から見てもらうよう工夫することを徹底しますが、日本でこれを始めたときには「日本人はアイコンタクトは苦手だし、そんな近くから見ることは恥ずかしい。だいたいフランスと日本は文化が違いすぎる」という指摘がありました。しかし実際には日本人にももちろんできます。必要なのは相手にケアを届けるために良い関係を結びたいという決意と、そのための技術を実践する勇気です。

ユマニチュードは現場の数多くの経験のなかから生まれた技法ですが、現在、なぜこれがケアに有効なのかについて、情報技術や心理学の専門家との共同研究が進められています。ユマニチュードは二〇一七年度の国の戦略的創造研究推進事業（Core Research for Evolutional Science and Technology: CREST）として採択されました。五年半にわたって京都大学を中心にユマニチュードを科学的に分析する研究が行われます。基礎から臨床まで多くの研究プロジェクトが計画されており、その結果を楽しみにしています。

この技法を学ぶには正規のトレーニングを受けることが一番よいのですが、その他にも書籍や映像教材があります。映像は厚生労働省の研究費を使って家族介護者向けに作成したもので、「何度も同じことを尋ねる」「食事を食べてくれない」というような、よくある困った状況への対応の提案をしています。インターネットの検索サイトで「高齢者ケア研究室」と検索すると一番最初に出てきますので ご興味のある方はどうぞご覧になってください（URL：https://www.youtube.com/channel/UCHopS0wOt0R9Iun1ZH5fpLg）。

この技法を通じて「介護をつらいと思わなくなった。楽しくなった」というご家族がたくさんいらっしゃることに、この技法が専門職にとどまらず多くの方々に実際に役立っている手応えを私たちは感じています。

＊

この本は、日本におけるユマニチュードの活動をその初期からご支援くださっている公益財団法人 生存科学研究所と、私が所属する国立病院機構 東京医療センターが共同で毎年開催している、ケアに関する市民公開講座をもとに作られています。

この公開講座では毎回フランスからこの技法の考案者であるジネスト先生、マレスコッティ先生をお招きし、基調講演をお願いしています。そして、後半にはケアに関するさまざまなテーマを選び、日本やフランスのユマニチュードの実践者がそれぞれの経験と意見を発表しています。いずれも、現場からの貴重な体験と提言であり、これからユマニチュードをやってみたいとお考えの方々に参考にしていただけることがあるのではないかと考えます。

高齢社会のなかで生じた自分の仕事の行き詰まりを打開するために、技術を身につけようと思って学んだこの技法でしたが、実はこれが単なる技術ではなく、職場を変え、家族関係を変えること、さらに私たち自身と社会を変える可能性に満ちた哲学であることを私は六年の経験を通じて実感しています。ケアを行うにあたって困難に直面していらっしゃる方々にお役立ていただくことができましたら、本当にうれしく思います。

本田　美和子

初出一覧

第Ⅰ部

・私たちが体験したユマニチュード

【市民公開講座】伊東美緒、盛 真知子、森谷香子、金沢小百合、丸藤由紀、本田美和子、イヴ・ジネスト、黒川由紀子「市民公開講座：私たちが体験したユマニチュード」。『生存科学』Vol.25-1: 55-65 頁、2014 年

第Ⅱ部

・ユマニチュードの技術で病院全体が変わる

【市民公開講座】伊東美緒、原 寿夫、宗形初枝、遠藤淳子、香山壮太、石川翔吾「シンポジウム：日本の看護師・介護士が語る現場からの報告」。『生存科学』Vol.26-1: 147-158 頁、2015 年

第Ⅲ部

・フランスの介護施設におけるケア―コーディネーター医師が認めたケア技法

【市民公開講座】カンディダ・デルマス「フランスの介護施設におけるケア」。『生存科学』Vol.27-2: 71-79 頁、2017 年

・誰でも活躍できる居場所をつくりたい―ケアで広げる地域のデザイン

【市民公開講座】加藤忠相「ケア実践の場からの報告」。『生存科学』Vol.27-2: 95-101 頁、2017 年

第Ⅳ部

・認知症情報学から考えるケア分析

【第 4 回市民公開講座「ユマニチュードという革命」】石川翔吾「認知症情報学から考えるケア分析」。『生存科学』Vol.28-1: 101-109 頁、2017 年

・IT 技術をケアの学びへ

【第 4 回市民公開講座「ユマニチュードという革命」】坂根 裕「IT 技術をケアの学びへ」。『生存科学』Vol.28-1: 111-118 頁、2017 年

・ユマニチュードがケア現場にもたらすもの

【第 4 回市民公開講座「ユマニチュードという革命」】安藤夏子「ユマニチュードがケア現場にもたらすもの」。『生存科学』Vol.28-1: 95-100 頁、2017 年

第Ⅴ部

・家族のためのユマニチュード―体験を語る

第 5 回市民公開講座「優しさを伝える介護の技術 家族のためのユマニチュード」（2017 年 7 月 17 日）より、下島康則「体験を語る：家族での実践―介護者としての立場から」および山本 誠「体験を語る：家族での実践―介護をしている家族を支える立場から」（初収録）

上記以外はすべて書き下ろし

加藤忠相（かとう ただすけ）
株式会社 あおいけあ 代表取締役社長、特定非営利活動法人 ココロまち 代表理事、慶應義塾大学 看護医療学部 非常勤講師、一般社団法人 みんなの認知症情報学会 理事
金沢小百合（かなざわ さゆり）
国立研究開発法人 国立国際医療研究センター病院 看護部 副看護師長
香山壮太（かやま そうた）
一般社団法人 郡山医師会 郡山市医療介護病院 介護福祉士
丸藤由紀（がんどう ゆき）
国立研究開発法人 国立国際医療研究センター病院 看護部 副看護師長
黒川由紀子（くろかわ ゆきこ）
慶成会 老年学研究所 所長、上智大学名誉教授、臨床心理士
坂根 裕（さかね ゆたか）
株式会社 エクサウィザーズ 取締役
イヴ・ジネスト（Yves Gineste）
編著者紹介参照
下島康則（しもじま やすのり）
認知症の人と家族の会
カンディダ・デルマス（Candida Delmas）
EHPAD Les Jardins Du Riveral 老年医学科長
原 寿夫（はら ひさお）
一般社団法人 郡山医師会 郡山市医療介護病院 病院長
本田美和子（ほんだ みわこ）
編著者紹介参照
松下正明（まつした まさあき）
公益財団法人 生存科学研究所 副理事長、東京大学名誉教授
宗形初枝（むなかた はつえ）
一般社団法人 郡山医師会 郡山市医療介護病院 看護部 看護部長
盛 真知子（もり まちこ）
国立病院機構 東京医療センター 看護部 在宅医療支援室 退院調整看護師
森谷香子（もりや こうこ）
国立病院機構 東京医療センター 看護部 外来看護師
山本 誠（やまもと まこと）
福岡市博多区社会福祉協議会 事務局次長

編著者紹介

イヴ・ジネスト（Yves Gineste）
京都大学 こころの未来研究センター 特任教授、ジネスト・マレスコッティ研究所所長。トゥールーズ大学卒業。体育学の教師で、1979年にフランス文部省から病院職員教育担当者として派遣され、病院職員の腰痛対策に取り組んだことを契機に、看護・介護の分野にかかわることとなった。日本語著書（共著）に『ユマニチュード入門』（医学書院）、『「ユマニチュード」という革命―なぜ、このケアで認知症高齢者と心が通うのか』（誠文堂新光社）などがある。

ロゼット・マレスコッティ（Rosette Marescotti）
ジネスト・マレスコッティ研究所 副所長／SASユマニチュード 代表。リモージュ大学卒業。体育学の教師で、1979年にフランス文部省から病院職員教育担当者として派遣され、病院職員の腰痛対策に取り組んだことを契機に、看護・介護の分野にかかわることとなった。日本語著書（共著）に『ユマニチュード入門』（医学書院）、『「ユマニチュード」という革命―なぜ、このケアで認知症高齢者と心が通うのか』（誠文堂新光社）などがある。

本田美和子（ほんだ みわこ）
国立病院機構 東京医療センター総合内科 医長／医療経営情報・高齢者ケア研究室長。内科医。筑波大学医学専門学群卒業後、国立東京第二病院にて初期研修、亀田総合病院等で勤務の後、米国トマス・ジェファソン大学内科、コーネル大学老年医学科でトレーニングを受ける。国立国際医療研究センター・エイズ治療研究センターを経て、2011年より現職。著書（共著）に『ユマニチュード入門』（医学書院）、日本語監修として『「ユマニチュード」という革命―なぜ、このケアで認知症高齢者と心が通うのか』（誠文堂新光社）などがある。

著者紹介 ［五十音順・2018年2月現在］

安藤夏子（あんどう なつこ）
医療法人社団 東山会 調布東山病院 ユマニチュード推進室 看護師

石川翔吾（いしかわ しょうご）
静岡大学 情報学部 助教

伊東美緒（いとう みお）
東京都健康長寿医療センター研究所 福祉と生活ケア研究チーム 研究員、看護師

遠藤淳子（えんどう じゅんこ）
一般社団法人 郡山医師会 郡山市医療介護病院 看護部 看護師

「生存科学叢書」刊行にあたって

公益財団法人 生存科学研究所は故武見太郎の理念である「生存の理法」をモットーとして、人類の生存の形態ならびに機能に関する総合的実践的研究によって人類の健康と福祉に寄与すべく設立されました。そこでは、生命科学、医学・医療、看護学など医科学、哲学、倫理学、宗教学、史学、文学、芸術など人文学、法学、社会学、経済学など社会科学、生態学、環境科学など自然科学、それら諸科学の学際的な討論によって人間科学を新たに構築し、総合的な生存モデルの確立を図ることを目的としています。

生存科学研究所はその先端的かつ基本的研究活動と成果を広く他学問領域と共有し、また一般社会にもその理念と活動を啓発すべく、学術機関誌「生存科学」を刊行してきました。多年にわたる研究成果と啓発活動により、日本学術会議協力学術研究団体に指定され、「生存科学」誌は時代と社会の課題を発掘、先導する学術誌として高い評価を得ています。本「生存科学叢書」は「生存科学」誌を中心に展開されてきた研究所の知的かつ実践的成果を広く社会に問いかけようとするものです。

人間、人類にとって望ましい生存様態をいかに構想し、実現していくか、人類の生存の場と質が根本から問い直されている現代にあって、生存科学は基礎人間科学として、時代の状況を切り拓く先端総合学として、ますますその理念の発揚が求められています。「生存科学」誌で研鑽され、蓄積された先鋭的問題意識と成果をベースに、本叢書は、さらに公益に資するべく視野を広げたテーマ、論考を地道にかつ実践的に問いかけていきます。今後引きつづき展開される総合人間学シリーズにご理解をいただくとともに、ご支援をお願いいたします。

2018 年 4 月

公益財団法人 生存科学研究所

〒 104-0061　東京都中央区銀座 4-5-1 聖書館ビル

http://seizon.umin.jp/index.html/

生存科学叢書

ユマニチュードを語《かた》る 市民公開講座《しみんこうかいこうざ》でたどる〈それぞれのユマニチュード〉の歩《あゆ》み

2018年4月25日 第1版第1刷発行

編著者――――――イヴ・ジネスト
ロゼット・マレスコッティ
本田美和子《ほんだみわこ》

発行者――――――串崎 浩

発行所――――――株式会社日本評論社
〒170-8474 東京都豊島区南大塚3-12-4
電話 03-3987-8621(販売)-8601(編集)
https://www.nippyo.co.jp/
振替 00100-3-16

印刷所――――――平文社

製本所――――――難波製本

装 幀――――――銀山宏子

ISBN978-4-535-58723-6 Printed in Japan